Fred Lange

Formeln und Berechnungen für Pflegedienstleitungen

Arbeitszeitberechnungen
Pflegepersonalbedarfsermittlungen
Statistische Berechnungen

Lehrbuch für Unterricht & Praxis

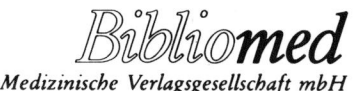

Bibliomed
Medizinische Verlagsgesellschaft mbH

Die Deutsche Bibliothek – CIP-Einheitsaufnahme

Lange, Fred:
Formeln und Berechnungen für Pflegedienstleitungen :
Arbeitszeitberechnungen, Pflegepersonalbedarfsermittlungen,
statistische Berechnungen ; Lehrbuch für Unterricht & Praxis /
Fred Lange. - Melsungen : Bibliomed, Med. Verl.-Ges., 1995
ISBN 3-921958-00-8

© Bibliomed - Medizinische Verlagsgesellschaft mbH, Melsungen 1995

Printed in Germany by Werbedruck GmbH Horst Schreckhase, Spangenberg

ISBN 3-921958-00-8

Inhalt

Tabellenverzeichnis

Statistische Berechnungen

Verzeichnis der Abkürzungen

A+S	Allgemeine und spezielle Pflege in der PPR	Kr.	Krankenhaustarif
		MAV	Mitarbeitervertretung
AT	Arbeitstag(e)	Op.	Operationsabteilung
AZ	Arbeitszeit	PBE	Personalbedarfsermittlung
AZV	Arbeitszeitverkürzung	PDL	Pflegedienstleitung
BAT	Bundesangestelltentarif	PGW	Pflegegrundwert
BPflV	Bundespflegesatz-verordnung	PPK	Pflegepersonalkosten
		PPR	Pflegepersonalregelung
DKG	Deutsche Krankenhausgesellschaft	PsychPV	Psychiatrie Personal-verordnung
FP	Fallpauschale	PT	Pflegetag
GKV	Gesetzliche Krankenversicherung	PZA	Pflegezeitaufwand
		PZB	Pflegezeitbedarf
GSG	Gesundheitsstrukturgesetz	TZ	Teilzeit
JAZ	Jahresarbeitszeit	WTF	Wochentagefaktor
KHG	Krankenhaus-finanzierungsgesetz	ZFA	Zuschlagfaktor Ausfall
		ZFÜ	Zuschlagfaktor Übergabe

1. Vorwort

Zu den Aufgaben einer Pflegedienstleitung gehört zunehmend der Umgang mit Zahlen und Berechnungen – ob es um die Arbeitszeit, um den Arbeitsausfall, um die Personalbedarfsermittlung oder um die Krankenhausvergleichszahlen geht. Sie als Pflegedienstleitung müssen sich mehr und mehr damit auseinandersetzen. Es gibt aber noch einen anderen Grund sich mit der Problematik von Berechnungen zu beschäftigen. Je mehr Sie als Pflegedienstleitung selbst die interne Budgetierung und das Controlling innerhalb ihres Pflegebereiches übernehmen können, um so weniger werden Sie fremdbestimmt und können sich bei den Verhandlungen intern und extern durchsetzen.

In der Ausbildung zur Pflegedienstleitung fiel mir auf, daß es keine Literatur gibt, in der alle Berechnungsformen der Arbeitszeit, der Leistungserfassung und Pflegepersonalbedarfsermittlung enthalten sind und die als Unterrichtsunterlage verwendet werden könnte. Deshalb versuche ich, im Rahmen dieses Buches die Berechnungsmöglichkeiten zu sammeln und zu beschreiben. Neben den zur Geschichte gehörenden Berechnungen mit Anhaltszahlen möchte ich die zur Zeit angewandten und die durch die veränderte Gesetzgebung zu erwartenden Berechnungen einbeziehen.

Mit den Formeln und Berechnungsmöglichkeiten, die in diesem Buch enthalten sind, möchte ich auf keinen Fall irgendwelche Interpretationen von Ergebnissen oder Lösungen von Problemen liefern. Jede Pflegedienstleitung muß die Ergebnisse aus ihren Berechnungen interpretieren und eigene Schlüsse ziehen. Soweit mir die Herkunft der verwendeten Anhaltszahlen und Minutenwerte bekannt ist, wird es im Text verdeutlicht. Wesentlicher erscheint es mir aber, die Rechenschritte so zu erklären, daß jeder sie verstehen und nachvollziehen kann.

Danken möchte ich den Menschen, die mich bei der Arbeit an diesem Buch unterstützten, ganz besonders Frau Hammer-Hüwe und Herrn Wolkinger, beide PDL im St. Johannis-Stift in Duisburg-Homberg, die mir in dem Praktikum nicht nur die Möglichkeit gaben, mich mit diesem Thema intensiv auseinanderzusetzen, sondern mich auch unterstützten. Weiterhin bei Frau Gudrun Jähnel, Oberschwester, die für Zahlen und Berechnungen im Städtischen Krankenhaus Düsseldorf-Gerresheim zuständig ist, zu der ich immer mit speziellen Fragen kommen durfte und nicht zuletzt auch bei Herrn Heil-Ferrari, Dozent am ÖTV-Fortbildungs-institut in Duisburg, der durch seinen fruchtbaren Unterricht in der Krankenhausbetriebslehre den Grundstein zu diesem Buch legte.

Fred Lange

2. Die Arbeitszeit

2.1 Einleitung

Seit dem 1.April 1990 gilt die 38,5-Stundenwoche für die Berechnung der Arbeitszeit, der Teilzeitarbeit, der Urlaubszeit und des Bereitschaftsdienstes. Weitere Determinanten zur Berechnung sind:
- die Art der Tagewoche (z.B. 5- oder 6-Tagewoche)
- die vereinbarte Wochen-, Monats- und Jahresarbeitzeit
- die Art der Bereitschaft und die Höhe des Arbeitsanfalls
- die Anzahl der gesetzlichen Feiertage in den Bundesländern
- die Wechselschichtarbeit, Schichtarbeit und Nachtarbeit

Die nachfolgenden Berechnungsbeispiele beziehen sich auf das Jahr 1995, auf den Bundesangestelltentarif (BAT) und auf das Bundesland Nordrhein-Westfalen. Die Streichung von Feiertagen durch die Pflegeversicherung wurde nicht berücksichtigt. Im Jahr 1995 gibt es 53 Sonntage und 52 Samstage, also 105 Wochenendtage.

2.2 Die tägliche Arbeitszeit

Dieses Kapitel enthält:
- Berechnung der täglichen Arbeitszeit in der 5-Tagewoche
- Berechnung der täglichen Arbeitszeit in der 5- und 6-Tagewoche
- Umrechnung von Dezimalzahlen in Stunden und Minuten

Zur Berechnung der täglichen Arbeitszeit teilt man die Wochenarbeitszeit (38,5 Std.) durch die Anzahl der zu arbeitenden Wochenarbeitstage.

5-Tagewoche	wö. Arb.Zeit	geteilt	tgl. Arb.Zeit	Std. : Min.
	38,5 Std.	5	7,7 Std.	7 Std. 42 Min.
5,5-Tagewoche	wö. Arb.Zeit	geteilt	tgl. Arb.Zeit	Std. : Min.
	38,5 Std.	5,5	7,0 Std.	7 Std. 0 Min.
6-Tagewoche	wö. Arb.Zeit	geteilt	tgl. Arb.Zeit	Std. : Min.
	38,5 Std.	6	6,416 Std.	6 Std. 25 Min.

Tab. 1: Berechnung der täglichen Arbeitszeit

Die Umrechnung von Dezimalzahlen (hinter einem Komma) in Minuten erfolgt mit folgender Formel:
60 Minuten multipliziert mit der Dezimalzahl hinter dem Komma.

Beispiel: 6,416 Stunden

$$6 \text{ Std.} + 60 \times 0,416 = 24,96 = 25 \text{ Min.}$$

also **6 Std. 25 Min.**

oder

Beispiel: 138.6 Std.

$$0,6 \times 60 = 36 \text{ Min.}$$

also **138 Std. 36 Min.**

Die Rechnung wird bei einer Stelle hinter dem Komma einfacher, wenn man die Stelle hinter dem Komma mit 6 Minuten multipliziert.

Beispiel: 172,9 Std.

sind 172 Std. + 9 × 6 Min. (54 Min.)

also **172 Std. 54 Min.**

2.3 Die Jahresarbeitszeit

Dieses Kapitel enthält:

- Ermittlung der Jahres- und Monatsarbeitszeit in der 5-Tagewoche
- Ermittlung der Monatsarbeitszeit
- Ermittlung der Arbeitstage pro Jahr und Monat
- Umrechnung von Dezimalzahlen in Stunden und Minuten

Für die Ermittlung der Jahresarbeitszeit mit der 5-Tagewoche gibt es zwei Möglichkeiten:
1. Sie zählen die Arbeitstage (Werktage) Monat für Monat durch, addieren sie und ziehen zwei Arbeitszeitverkürzungstage (AZV-Tage) ab. Daraus ergibt sich automatisch die Sollstundenzahl pro Monat und, wenn Sie alles addieren, erhalten Sie für das ganze Jahr das Jahresarbeitssoll (Tab. 2, in Stunden und Minuten umgerechnet).

Monat	Arbeitstage mal tägliche Stunden = Stundensoll			= Std. : Min.
Januar	22	7,7	169,4	169:24
Februar	20	7,7	154,0	154:00
März	23	7,7	177,1	177:06
April	18	7,7	138,6	138:36
Mai	21	7,7	161,7	161:42
Juni	20	7,7	154,0	154:00
Juli	21	7,7	161,7	161:42
August	23	7,7	177,1	177:06
September	21	7,7	161,7	161:42
Oktober	21	7,7	161,7	161:42
November	20	7,7	154,0	154:00
Dezember	19	7,7	146,3	146:18
Gesamt	249	7,7	1 917,3	1 917:18
AZV-Tage	-2	7,7	-15,4	-15:24
Jahressoll	**247**	**7,7**	**1 901,9**	**1 901:54**

Tab. 2: Monats- und Jahressoll in der 5-Tagewoche 1995

2. Die zweite Möglichkeit zur Ermittlung der Jahresarbeitszeit erfolgt nach folgender Formel:

Tage pro Kalenderjahr minus Wochenendtage minus Feiertage minus AZV-Tage mal tägliche Arbeitszeit ergibt die Jahresarbeitszeit (JAZ)

$$365 - (105 + 11 + 2) = 247 \text{ Arbeitstage (AT)}$$
$$247 \text{ AT} \times 7,7 \text{ Std.} = 1901,9 \text{ Std. Jahresarbeitszeit.}$$

Beide Berechnungsweisen müssen dasselbe Ergebnis aufweisen.

Zwecks Umrechnung der Jahresarbeitszeit auf die 5,5- bzw. 6-Tagewoche geht man entweder von der ermittelten Jahresarbeitszeit der 5-Tagewoche aus und teilt sie durch die tägliche Arbeitszeit der entsprechenden Tagewoche oder man ermittelt die Anzahl der Arbeitstage in der 5,5- bzw. 6-Tagewoche und multipliziert die Zahl der Tage mit der entsprechenden täglichen Arbeitszeit. Das führt allerdings zu unterschiedlichen Sollstunden in der Jahresarbeitszeit. Das kann den Mitarbeitern in der 5,5 bzw. 6-Tagewoche zum Nachteil gereichen. Deshalb sollte man sich auf eine Berechnungsweise beschränken, wobei ich die erstgenannte Form der Umrechnung für die gerechtere halte. Man sollte beide Berechnungsarten durchführen, bevor man sich für eine Form entscheidet. In den folgenden Umrechnungen gehe ich von der 5-Tagewoche aus.

Tagewoche	Sollstunden	Divisor	Arbeitstage	minus AZV
5-Tagewoche	1 917,3 Std.	7,7	249,0	**247,0 AT**
5,25-Tagewoche	1 917,3 Std.	7,33	261,5	**259,5 AT**
5,5-Tagewoche	1 917,3 Std.	7,0	273,9	**271,9 AT**
6-Tagewoche	1 917,3 Std.	6,42	298,6	**298,6 AT**

Tab. 3: Jahresarbeitstage in den verschiedenen Tagewochen

Wie Sie mit den Stellen hinter dem Komma bezüglich der Monats- und Jahresarbeitszeit in der Praxis umgehen, hängt wahrscheinlich nicht nur von Ihnen allein ab, sondern auch von der Verwaltung Ihres Hauses, dem Personalrat oder der Mitarbeitervertretung (MAV).

In den meisten Fällen werden Sie die Stellen hinter dem Komma in Stunden und Minuten umrechnen müssen, damit Ihre Mitarbeiter danach arbeiten können. Im Zweifesfalle runden Sie die Stellen mitarbeiterfreundlich ab.

Die nächsten Tabellen zeigen, wie Sie die monatlichen Sollstunden in der 5,5- und 6-Tagewoche ermitteln und auflisten können. Die Sollstunden gelten für 1995. So können Sie sich die Sollstunden kommender Jahre entsprechend selbst ermitteln.

Monat	Sollstunden	täglich	Arbeitstage/Monat	Tg.:Std.:Min.
Januar	169,4	:7	24,2	24:1:24
Februar	154,0	:7	22,0	22:0:00
März	177,1	:7	25,3	25:2:06
April	138,6	:7	19,8	19:5:36
Mai	161,7	:7	23,1	23:0:42
Juni	154,0	:7	22,0	22:0:00
Juli	161,7	:7	23,1	23:0:42
August	177,1	:7	25,3	25:0:06
September	161,7	:7	23,1	23:0:42
Oktober	161,7	:7	23,1	23:0:42
November	154,0	:7	22,0	22:0:00
Dezember	146,3	:7	20,9	20:6:12
Gesamt	1 917,3	:7	273,9	273:6:12
AZV-Tage			-2,0 Tage	-2 Tage
Jahressoll			**271,9**	**271:6:12**

Tab. 4: Sollstunden in der 5,5-Tagewoche 1995

Monat	Sollstunden	täglich	Arbeitstage/Monat	Tg.:Std.:Min.
Januar	169,4	:6,416	26,4	26:2:34
Februar	154,0	:6,416	24,0	24:0:00
März	177,1	:6,416	27,6	27:3:51
April	138,6	:6,416	21,6	21:3:51
Mai	161,7	:6,416	21,6	21: 3:51
Juni	154,0	:6,416	24,0	24:0:00
Juli	161,7	:6,416	25,2	25:1:17
August	177,1	:6,416	27,6	27:3:51
September	161,7	:6,416	25,2	25:1:17
Oktober	161,7	:6,416	25,2	25:1:17
November	154,0	:6,416	24,0	24:0:00
Dezember	146,3	:6,416	22,8	22:5:08
Gesamt	1 917,3	:6,416	298,8	298:5:08
AZV-Tage			-2 Tage	-2 Tage
Jahressoll			**296,8**	**296:5:08**

Tab. 5: Sollstunden in der 6-Tagewoche 1995

Bei der 5,5- und in der 6-Tagewoche muß man auch die Kommastellen bei den Arbeitstagen in Stunden und Minuten umrechnen. Das führt man besser getrennt durch, weil bei der 5,5-Tagewoche ein Arbeitstag von sieben Stunden und bei der 6-Tagewoche ein Arbeitstag von sechs Stunden und 25 Minuten zugrundeliegt.

Bei der 5,5-Tagewoche beträgt die tägliche Arbeitszeit sieben Stunden und sieben Stunden multipliziert mit 60 ergeben **420 Minuten.**

Die Umrechnungsformel lautet dann: 420 × 0,n = Minuten

Beispiel: Im Juli 1995 müssen Sie in der 5,5-Tagewoche 161,7 Stunden arbeiten, wieviele Stunden und Minuten sind das?

Rechnung: 420 × 0,7 = 294 Minuten = 4 Stunden und 54 Minuten

Die Stundenzahl zählen Sie dann zu der monatlichen Stundenzahl hinzu:

161 + 4 Stunden 54 Minuten = **165 Stunden 54 Minuten**

Die nachfolgende Tabelle gibt noch einmal einen Überblick über die Umrechnung in der 5,5-Tagewoche.

Arbeitstag	als Bruch	= Minuten	= Std. Min.
1,0	1/1	420	7 Std. 00 Min.
0,1	1/10	42	0 Std. 42 Min.
0,2	2/10	84	1 Std. 24 Min.
0,3	3/10	126	2 Std. 06 Min.
0,4	4/10	168	2 Std. 48 Min.
0,5	5/10	210	3 Std. 30 Min.
0,6	6/10	252	4 Std. 12 Min.
0,7	7/10	294	4 Std. 54 Min.
0,8	8/10	336	5 Std. 36 Min.
0,9	9/10	378	6 Std. 18 Min.

Tab. 6: Umrechnung von Dezimalzahlen in der 5,5-Tagewoche

Bei der 6-Tagewoche beträgt die tägliche Arbeitszeit 6 Stunden und 25 Minuten, umgerechnet sind das **385 Minuten.**

Hier lautet die Formel: $385 \times 0,n = $ Minuten.

Informationen zur 6-Tagewoche finden Sie in der Tabelle 7.

Arbeitstag	als Bruch	= Minuten	= Std. Min.
1,0	1/1	385,0	6 Std. 25 Min.
0,1	1/10	38,5	0 Std. 38 Min.
0,2	2/10	77,0	1 Std. 17 Min.
0,3	3/10	115,5	1 Std. 55 Min.
0,4	4/10	154,0	2 Std. 34 Min.
0,5	5/10	192,5	3 Std. 12 Min.
0,6	6/10	231,0	3 Std. 51 Min.
0,7	7/10	269,5	4 Std. 29 Min.
0,8	8/10	308,0	5 Std. 08 Min.
0,9	9/10	346,5	5 Std. 46 Min.

Tab. 7: Umrechnung von Dezimalzahlen in der 6-Tagewoche

2.4 Die Teilzeitarbeit

Dieses Kapitel enthält:
- Umrechnung der Teilzeit auf die wöchentliche Arbeitszeit
- Umrechnung der wöchentlichen Arbeitszeit auf die Tagewoche
- Umrechnung der wöchentlichen Arbeitszeit in Stellen
- Umrechnung der Jahressollarbeitszeit auf die Teilzeit pro Monat
- Umrechnung der Teilzeit bei verschiedenen (Nicht-5-) Tagewochen

Grundlage für die Berechnung der Teilzeitarbeit ist die 38,5-Stunden-woche. Weitere Determinanten sind die sich daraus ergebenden Jahres-sollstunden, die Art der Tagewoche und die vereinbarte Arbeitzeit. Entweder wird die Teilzeit in einem Bruch (z.B. ½ Stelle) oder in einer Dezimalstelle (0,5 Stelle) vereinbart. Möglich ist auch, eine feste wöchentliche, monatliche oder jährliche Stundenzahl zu vereinbaren.

Berechnen Sie auch für die Teilzeitarbeit immer zuerst die wöchentliche Arbeitszeit, weil diese auch für die Urlaubsberechnung (Kapitel 2.5) von entscheidender Bedeutung ist.
Zur Erklärung der Umrechnung werden Beispiele mit einer 0,75-, 0,5-, 0,25-Stelle und eine 30-Stundenwoche verwendet.

0,75 Stelle = 38,5 : 100 × 75 = 28,875 Std.
= 28 Stunden 52 Minuten wöchentliche Arbeitszeit

0,50 Stelle = 38,5 : 100 × 50 = 19,25 Std.
= 19 Stunden 15 Minuten wöchentliche Arbeitszeit

0,25 Stelle = 38,5 : 100 × 25 = 9,625 Std.
= 9 Stunden. 37 Minuten wöchentliche Arbeitszeit

Die 30-Stundenwoche – umgerechnet in eine Dezimalzahl – ergibt:

$$\frac{(1,0) \times 30}{38,5} = 0,7792; \text{ entspricht aufgerundet einer 0,78 Stelle.}$$

Umgekehrt kann man zur Kontrolle rechnen :
0,78 Stelle = 38,5 : 100 × 78 = 30,03 Std. (30 Std. 00 Min.) wöchentliche Arbeitszeit – oder direkt: 38,5 × 0,78 = 30,03 Std.

Jede Stundenzahl pro Woche kann in eine Stelle (Dezimalzahl) umgerechnet werden. Die Formel lautet:

$$\frac{\text{Wochenstunden}}{38,5} = \text{Dezimalzahl der Stelle}$$

Beispiel: Ein Mitarbeiter arbeitet in der 13 Stunden pro Woche.

Rechnung:

$$\frac{13}{38,5} = \textbf{0,338 Stelle}$$

In Tabelle 8 sieht man die Stellen (Dezimalzahlen) bei 5 bis 30 und bei 35 Wochenstunden:

Wochenstunden	Stelle	Wochenstunden	Stelle	Wochenstunden	Stelle
5	0,130	14	0,364	23	0,597
6	0,156	15	0,390	24	0,623
7	0,182	16	0,416	25	0,649
8	0,208	17	0,442	26	0,675
9	0,234	18	0,468	27	0,701
10	0,260	19	0,494	28	0,727
11	0,286	20	0,519	29	0,753
12	0,312	21	0,545	30	0,779
13	0,338	22	0,571	35	0,909

Tab. 8: Stellen in Dezimalzahlen (auf drei Stellen aufgerundet)

Für die Berechnung der Jahressollstunden einer Teilzeitkraft ist es günstig, die Jahressollstunden aus der 5-Tagewoche auf die Teilzeitstelle umzurechnen (z.B. 1917,3 Stunden im Jahr 1995).

Beispiel: Eine Mitarbeiterin arbeitet 30 Wochenstunden und hat demnach eine 0,78 Stelle.

Rechnung: 1917,3 × 0,78 = 1495,5 Stunden im Jahr 1995

Die Tabelle 9 zeigt die Jahressollarbeitszeiten bei verschiedenen Teilzeitarbeitsmodellen in der 5-Tagewoche (die AZV-Tage sind noch abzuziehen).

Monat	1,0	0,78	0,75	0,5	0,25
Januar	169,4	132,13	127,05	84,70	42,35
Februar	154,0	120,12	115,50	77,00	38,50
März	177,1	138,13	132,82	88,55	44,27
April	138,6	108,10	103,95	69,30	34,65
Mai	161,7	126,12	121,27	80,85	40,42
Juni	154,0	120,12	115,50	77,00	38,50
Juli	161,7	126,12	121,27	80,85	40,42
August	177,1	138,13	132,82	88,55	44,27
September	161,7	126,12	121,27	80,85	40,42
Oktober	161,7	126,12	121,27	80,85	40,42
November	154,0	120,12	115,50	77,00	38,50
Dezember	146,3	114,11	109,72	73,15	36,57
Jahressoll	**1 917,3**	**1 495,5**	**1 437,9**	**958,65**	**479,32**

Tab. 9: Teilzeit-Sollstunden in der 5-Tagewoche 1995

17

2.5 Der Erholungsurlaub

Dieses Kapitel enthält:
- Urlaub nach Alter und Vergütungsgruppe bei 5-Tagewoche
- Ermittlung des Urlaubs bei 5,25-, 5,5- und 6-Tagewoche
- Ermittlung des Urlaubs bei weniger als der 5-Tagewoche
- Berechnung des Urlaubs bei Teilzeitarbeit in der 5-Tagewoche
- Ermittlung des Urlaubs bei Teilzeit in der 5,25-, 5,5- und 6-Tagewoche
- Ermittlung des Urlaubs bei Teilzeit mit weniger als der 5-Tagewoche

Für die Berechnung des Erholungsurlaubs dienen der BAT § 48 und die 5-Tagewoche als Grundlage.

Die Dauer des Erholungsurlaubs ist abhängig von
- der Vergütungsgruppe,
- vom Alter des Mitarbeiters und
- der vereinbarten Arbeitszeit.

Der Erholungsurlaub beträgt für das ganze Kalenderjahr			
in der Vergütungs-gruppe	bis zum vollendeten 30. Lebensjahr	bis zum vollendeten 40. Lebensjahr	nach dem vollendeten 40. Lebensjahr
	Arbeitstage	Arbeitstage	Arbeitstage
I + Ia	26	30	30
Ib bis X	26	30	30
Kr. XIII bis Kr. I	26	29	30

Tab. 10: Urlaubsanspruch in der 5-Tagewoche

Werden in der 5-Tagewoche je Tag nur zwei oder drei Stunden täglich gearbeitet, gilt der Urlaubsanspruch nach Tabelle 10.
Für die 5,25-, 5,5- oder 6-Tagewoche muß man den Erholungsurlaub entsprechend ermitteln.

Bei verbleibenden Brüchen oder Dezimalstellen hinter dem Komma, wird über 0,5 (½) auf- und unter 0,5 abgerundet. Fallen mehrere Brüche im Jahr an, wird nach der Zusammenrechnung *einmal* auf- oder abgerundet.

Zur Berechnung des anteiligen Urlaubsanspruchs multiplizieren Sie die Zahl, die über der 5 liegt (die 5 steht für die 5-Tagewoche) mit 52 (Wochen) und teilen das Ergebnis durch 260 (BAT § 48 Abs. 4).

Multiplizieren Sie nun den Wert mit den Urlaubstagen (bei vollem Anspruch, laut Tabelle) und *addieren* Sie den erhaltenen Wert mit dem vollen Urlaubsanspruch des Mitarbeiters aus der 5-Tagewoche. (Die Teilung durch 250 ergibt sich aus den durchschnittlichen Arbeitstagen pro Jahr.)

Formel:

$$\frac{(\text{Wert} > 5) \times 52 \text{ Wochen} \times \text{Urlaubstage}}{250} = \text{Wert, der zum Urlaub hinzugezählt werden muß.}$$

1. Beispiel: Ein Mitarbeiter, 29 Jahre alt, Verg.Gr. Kr.V, arbeitet in der 5,5-Tagewoche. Er hätte in der 5-Tagewoche Anspruch auf 26 Urlaubstage.

Rechnung:

$$\frac{0,5 \times 52 \times 26}{250} = 2,7; \quad 2,7 + 26 = 28,7 = \textbf{29 Urlaubstage}$$
(aufgerundet)

2. Beispiel: Ein Mitarbeiter, 42 Jahre alt, Verg.Gr. Kr. VII, arbeitet in der 6-Tagewoche. Er hätte in der 5-Tagewoche 30 Tage Urlaub.

Rechnung:

$$\frac{1,0 \times 52 \times 30}{250} = 6,24; \quad 6,24 + 30 = 36,24 = \textbf{36 Urlaubstage}$$
(abgerundet)

Bisher nur die Möglichkeiten von Arbeitszeitmodellen vorgestellt, deren Arbeitstage über der 5-Tagewoche liegen.
Wie rechnet man, wenn z.B. eine Pflegekraft in einer 4,5-Tagewoche arbeitet, das heißt, die wöchentliche Arbeitszeit von 38,5 Stunden auf 4,5 Tage verteilt ist (z.B. Nachtwachen)?
Arbeitet eine Pflegekraft bei 38,5 Stunden wöchentlich weniger, als fünf Tage in der Woche, reduziert sich der Urlaubsanspruch nach der gleichen Formel:

Beispiel: Eine Mitarbeiterin, 35 Jahre alt, Verg.Gr. Kr.V, arbeitet in der 4,25-Tagewoche (z.B. 9 Stunden Nachtwache).

Die Formel:
Differenz in Tagen mal 52, geteilt durch 250, mal Urlaubstage

Der Wert wird vom vollen Urlaubsanspruch (5-Tagewoche) abgezogen.
Rechnung:

$$\frac{0,75 \times 52 \times 29}{250} = 4,524; \quad 29 - 4,524 = \textbf{24 Urlaubstage}$$

(abgerundet)

Wer nicht das ganze Jahr arbeitet, weil sie/er im laufenden Jahr beginnt oder kündigt, hat *für jeden vollen Arbeitsmonat Anspruch auf ¹/₁₂ des Jahresurlaubs.*

Dies gilt auch für die Teilzeitarbeit und für den Zusatzurlaub für Wechselschicht, Schichtarbeit und Nachtarbeit, doch darüber mehr in den späteren Kapiteln.

Tabelle 11 zeigt den Urlaubsanspruch bei verschiedenen Arbeitszeitmodellen. Man sieht sofort, bei welchen Modellen wieviel Urlaubstage hinzugerechnet oder abgezogen werden müssen.

Verg.Gruppe	bis 30 Jahre	5,25-Tagewoche	5,5-Tagewoche	6-Tagewoche
I + Ia	26 Url.Tg.	1,35 = 1 Tg. +	2,70 = 3 Tg. +	5,40 = 5 Tg. +
Ib – X	26 Url.Tg.	1,35 = 1 Tg. +	2,70 = 3 Tg. +	5,40 = 5 Tg. +
Kr.XIII – Kr.I	26 Url.Tg.	1,35 = 1 Tg. +	2,70 = 3 Tg. +	5,40 = 5 Tg. +
Verg.Gruppe	**bis 40 Jahre**	**5,25-Tagewoche**	**5,5-Tagewoche**	**6-Tagewoche**
I + Ia	30 Url.Tg.	1,56 = 2 Tg. +	3,12 = 3 Tg. +	6,24 = 6 Tg. +
Ib –X	30 Url.Tg.	1,56 = 2 Tg. +	3,12 = 3 Tg. +	6,24 = 6 Tg. +
Kr.XIII – Kr.I	29 Url.Tg.	1,50 = 2 Tg. +	3,01 = 3 Tg. +	6,03 = 6 Tg. +
Verg.Gruppe	**ab 40 Jahre**	**5,25-Tagewoche**	**5,5-Tagewoche**	**6-Tagewoche**
I + Ia	30 Url.Tg.	1,56 = 2 Tg. +	3,12 = 3 Tg. +	6,24 = 6 Tg. +
Ib – X	30 Url.Tg.	1,56 = 2 Tg. +	3,12 = 3 Tg. +	6,24 = 6 Tg. +
Kr.XIII – Kr.I	30 Url.Tg.	1,56 = 2 Tg. +	3,12 = 3 Tg. +	6,24 = 6 Tg. +
Verg.Gruppe	**bis 30 Jahre**	**4,25-Tagewoche**	**4,5-Tagewoche**	**4,75-Tagewoche**
I + Ia	26 Url.Tg.	4,06 = 4 Tg. –	2,70 = 3 Tg. –	1,35 = 1 Tg. –
Ib – X	26 Url.Tg.	4,06 = 4 Tg. –	2,70 = 3 Tg. –	1,35 = 1 Tg. –
Kr.XIII – Kr.I	26 Url.Tg.	4,06 = 4 Tg. –	2,70 = 3 Tg. –	1,35 = 1 Tg. –
Verg.Gruppe	**bis 40 Jahre**	**4,25-Tagewoche**	**4,5-Tagewoche**	**4,75-Tagewoche**
I + Ia	30 Url.Tg.	4,68 = 5 Tg. –	3,12 = 3 Tg. –	1,56 = 2 Tg. –
Ib – X	30 Url.Tg.	4,68 = 5 Tg. –	3,12 = 3 Tg. –	1,56 = 2 Tg. –
Kr.XIII – Kr.I	29 Url.Tg.	4,52 = 5 Tg. –	3,01 = 3 Tg. –	1,51 = 2 Tg. –
Verg.Gruppe	**ab 40 Jahre**	**4,25-Tagewoche**	**4,5-Tagewoche**	**4,75-Tagewoche**
I + Ia	30 Url.Tg.	4,68 = 5 Tg. –	3,12 = 3 Tg. –	1,56 = 2 Tg. –
Ib – X	30 Url.Tg.	4,68 = 5 Tg. –	3,12 = 3 Tg. –	1,56 = 2 Tg. –
Kr.XIII – Kr.I	30 Url.Tg.	4,68 = 5 Tg. –	3,12 = 3 Tg. –	1,56 = 2 Tg. –

Tab. 11: Urlaubsanspruch in anderen Tagewochen

2.5.1 Der Erholungsurlaub in der Teilzeitarbeit

Bevor Sie den Urlaub einer Teilzeitkraft ermitteln, ist es sinnvoll, die Teilzeit in Wochenarbeitstage gleich Tagewoche umzurechnen.

Beispiel: 0,5 Stelle = 19,25 Stunden pro Woche

$$\frac{19,25 \text{ Std. wöchentl.}}{7,7 \text{ Stunden (5-Tagewoche)}} = 2,5 \text{ Tage (2,5-Tagewoche)}$$

Die Differenz zur 5-Tagewoche beträgt also 2,5 Tage. Mit dieser Differenz berechnen Sie nun, wieviel Urlaubstage vom Anpruch entsprechend der 5-Tagewoche (Vollzeit) abzuziehen sind.

Seit dem 1. Mai 1994 (Tarifvereinbarung) wird bei der Teilzeitarbeit nicht mehr mit $\frac{1}{250}$ (BAT § 48 Abs. 4), sondern mit $\frac{1}{260}$ gerechnet, was in kirchlichen Häusern allerdings schon länger Praxis ist.

Die Formel zur Urlaubsberechnung bei Teilzeitarbeit lautet nun:
Differenz zur 5-Tagewoche (in Tagen) mal 52 Wochen, geteilt durch 260, mal Urlaubsanspruch (nach der 5-Tagewoche und Vollzeit).
Vom vollen Urlaubsanspruch wird der ermittelte Wert abgezogen.

$$\frac{\text{Differenz} \times 52 \times \text{Urlaubsanspruch}}{260} = \text{abzuziehende Urlaubstage}$$

Beispiel: Ein Mitarbeiter, 42 Jahre alt, Verg.Gruppe Kr.VII, besetzt eine 0,75 Stelle.

Die wöchentliche Arbeitszeit beträgt dann 75 Prozent von 38,5 Stunden gleich 28,875 Stunden.
Teilen Sie nun die 28,875 Stunden durch die tägliche Arbeitszeit von 7,7 Stunden. So erhalten Sie eine 3,75 Tagewoche.
Die Differenz zur 5-Tagewoche beträgt nun (5 − 3,75) = 1,25 Tage.

Rechnung:

$$\frac{1,25 \times 52 \times 30}{260} = 7,5 \text{ Tage;}$$

$$(30 - 7,5) = 22,5 \text{ Tage, aufgerundet: } \textbf{23 Urlaubstage}$$

Da man jetzt bei der Teilzeitarbeit überall mit $\frac{1}{260}$ rechnen kann, haben Sie die Möglichkeit, die Urlaubsberechnung zu vereinfachen, indem Sie den Urlaubsanspruch (für die Vollzeit) mit der Dezimalzahl der Stelle multiplizieren. Sie brauchen den langen Rechenweg nicht mehr zu gehen.

Beispiel: Eine Mitarbeiterin hat eine 0,68 Stelle, bei Vollzeit hätte sie 30 Tage Urlaub.

Bisherige Rechnung:

Eine 0,68 Stelle (wöchentliche Arbeitszeit von 26,18 Stunden) ergibt eine Differenz von 1,6 Tagen zur 5-Tagewoche.

$$\frac{1,6 \text{ Tage} \times 52 \times 30}{260} = 9,6 \text{ Tage}.$$

9,6 Tage sind von 30 Tagen abzuziehen. Das ergibt 20,4 Tage.

Vereinfachte Rechnung:

30 Urlaubstage $\times$ 0,68 = 20,4 Tage

In den Tabellen 12 a und 12 b (auf Seite 23) sieht man die Übereinstimmung bei einer Vielzahl von Beispielen. Beide Rechenarten ergeben immer das gleiche Resultat.
In den Tabellen wird ein Urlaubsanspruch von 30 Tagen zugrundegelegt.

Stelle	wöch. AZ Stunden	Tage-woche	Differenz zu 5 Tagen	(× 52 × 30):260 Zwi.Ergebnis	30 Tage minus Zwi.Ergebnis	gerundet
1,0	38,5	5	0	0	0	**30**
0,78	30,03	3,9	1,1	6,6	23,4	**23**
0,75	28,88	3,75	1,25	7,5	22,5	**23**
0,68	26,18	3,4	1,6	9,6	20,4	**20**
0,5	19,25	2,5	2,5	15,0	15,0	**15**
0,35	13,48	1,75	3,25	19,5	10,5	**11**
0,25	9,625	1,25	3,75	22,5	7,5	**8**
0,125	4,813	0,63	4,375	26,25	3,75	**4**

Tab. 12 a: Urlaubsberechnung mit Bruch (1/260)

Stelle	wöch. AZ Stunden	Tage- woche	Prozent von 30 Urlaubstagen	Zwischenergebnis	gerundet
1,0	38,5	5	**100**	30	**30**
0,78	30,03	3,9	**78**	23,4	**23**
0,75	28,88	3,75	**75**	22,5	**23**
0,68	26,18	3,4	**68**	20,4	**20**
0,5	19,25	2,5	**50**	15,0	**15**
0,35	13,48	1,75	**35**	10,5	**11**
0,25	9,625	1,25	**25**	7,5	**8**
0,125	4,813	0,63	**12,5**	3,75	**4**

Tab. 12 b: Urlaubsberechnung mit Prozentwerten

2.5.2 Urlaub bei Teilzeitarbeit in der Nicht-5-Tagewoche

Unter Teilzeitarbeit verstehen wir in diesem Zusammenhang Arbeitszeitmodelle, die weniger Tage umfassen als die 5-Tagewoche.
Arbeitet eine Teilzeitkraft nach einem anderen Arbeitszeitmodell als der 5-Tagewoche, muß der Urlaub entsprechend umgerechnet werden.

Tabelle 13 gibt noch einmal eine Übersicht über die verschiedenen Arbeitszeitmodelle mit den täglichen Arbeitszeiten und den entsprechenden Urlaubsansprüchen. Die Werte gelten für Mitarbeiter(innen) in den Vergütungsgruppen Kr. I bis Kr. XIII.

Tagewoche	tägl. Arbeitszeit	bis 30 Jahre	bis 40 Jahre	ab 40 Jahre
5-Tagewoche	7,7 Stunden	26 Url.Tage	29 Url.Tage	30 Url.Tage
5,25-Tagewoche	7,33 Stunden	27 Url.Tage	31 Url.Tage	32 Url.Tage
5,5-Tagewoche	7,00 Stunden	29 Url.Tage	32 Url.Tage	33 Url.Tage
6-Tagewoche	6,42 Stunden	31 Url.Tage	35 Url.Tage	36 Url.Tage

Tab. 13: Urlaubsanspruch in den verschiedenen Tagewochen

Mit diesen schon vorher ausgerechneten Werten ermitteln Sie den Urlaub einer Teilzeitkraft in der entsprechenden Tagewoche.

Beispiel: Ein Mitarbeiter, 29 Jahre alt, Kr.V, 30 Stunden pro Woche, arbeitet auf einer Station, in der 5,5-Tagewoche, mit einer täglichen Arbeitszeit von 7 Stunden.
Wieviel Tage sind abzuziehen?

Ermitteln Sie zuerst die Tagewoche, indem Sie die 30 Stunden durch die tägliche Arbeitszeit von sieben Stunden teilen, *anschließend berechnen Sie die Differenz* zur 5,5-Tagewoche. Dann rechnen Sie nach folgender Formel weiter:

Differenz mal 52, geteilt durch 260, mal Urlaubsanspruch (5,5-Tagewoche/Vollzeit). Das Ergebnis ziehen Sie vom Urlaubsanspruch (5,5-Tagewoche/Vollzeit) ab.

Rechnung: $\dfrac{30 \text{ Stunden}}{7 \text{ Stunden}} = \textbf{4,28-Tagewoche}$

Die Differenz zur 5,5-Tagewoche beträgt:

5,5 Tage – 4,28 Tage = **1,22 Tage**

dann rechnet man:

$$\frac{1,22 \times 52 \times 29}{260} = 7,076 \text{ Tage}$$

Diese sind von 29 Tagen abzuziehen.

29 – 7,076 = 21,924 Tage; oder **22 Urlaubstage** (aufgerundet)

In den folgenden Tabellen ist der Urlaubsabspruch von verschiedenen Teilzeitstellen in der 5,25-, in der 5,5- und in der 6-Tagewoche aufgelistet. Es geht um die Mitarbeiter(innen) unter 30 Jahre in den Vergütungsstufen Kr. I bis Kr. XIII.

Stelle	Stunden pro Woche	geteilt durch	gleich Tagewoche	Differenz zur 5-Tagewoche	27 Tage minus Differenz	gleich	Urlaub gerundet
0,78	30,030	7,33	4,096	0,904	4,88	22,12	**22**
0,75	28,875	7,33	3,939	1,061	5,73	21,27	**21**
0,68	26,180	7,33	3,571	1,429	7,72	19,28	**19**
0,5	19,250	7,33	2,626	2,374	14,17	14,18	**14**
0,35	13,475	7,33	1,838	3,162	17,07	9,93	**10**
0,25	9,625	7,33	1,313	3,687	19,91	7,09	**7**
0,125	4.,813	7,33	0,656	4,344	23,46	3,54	**4**

Tab. 14: Urlaubsanspruch bei Teilzeit in der 5,25-Tagewoche

Stelle	Stunden pro Woche	geteilt durch	gleich Tagewoche	Differenz zur 5-Tagewoche	29 Tage minus Differenz	gleich	Urlaub gerundet
0,78	30,030	7,0	4,290	0,710	4,118	24,8	**25**
0,75	28,875	7,0	4,125	1,875	5,075	23,9	**24**
0,68	26,180	7,0	3,740	1,260	7,308	21,7	**12**
0,5	19,250	7,0	2,750	2,250	13,050	15,9	**16**
0,35	13,475	7,0	1,925	3,075	17,835	11,1	**11**
0,25	9,625	7,0	1,375	3,625	21,025	7,9	**8**
0,125	4.,813	7,0	0,687	4,313	25,013	3,9	**4**

Tab. 15: Urlaubsanspruch bei Teilzeit in der 5,5-Tagewoche

Stelle	Stunden pro Woche	geteilt durch	gleich Tagewoche	Differenz zur 5-Tagewoche	31 Tage minus Differenz	gleich	Urlaub gerundet
0,78	30,030	6,416	4,676	0,324	2,01	28,99	29
0,75	28,875	6,416	4,500	0,500	3,10	27,90	28
0,68	26,180	6,416	4,080	0,920	5,70	25,30	25
0,5	19,250	6,416	3,000	2,000	12,40	18,60	19
0,35	13,475	6,416	2,100	2,900	17,98	13,02	13
0,25	9,625	6,416	1,500	3,500	21,70	9,30	9
0,125	4.,813	6,416	0,750	4,250	26,35	4,65	5

Tab. 16: Urlaubsanspruch bei Teilzeit in der 6-Tagewoche

2.5.3 Der Zusatzurlaub

1. Der Zusatzurlaub nach BAT § 48a wird gewährt für Wechselschichtarbeit, Schichtarbeit und Nachtarbeit. Er wird dem Erholungsurlaub hinzugerechnet. Bei Angestellten mit vollendetem 50.Lebensjahr (im Urlaubsjahr) erhöht sich der Zusatzurlaub um einen Tag.

2. Bei Teilzeitkräften ist der Zusatzurlaub gemäß der vereinbarten Teilzeit und der geleisteten Wechselschicht-, Schicht- und Nachtarbeit zu ermitteln.

3. Bei anderweitiger Verteilung der wöchentlichen Arbeitszeit ist der Zusatzurlaub entsprechend zu ermitteln.

4. Der Zusatzurlaub bemißt sich bei demselben Arbeitgeber nach der Arbeitsleistung im voran gegangenen Jahr und der Anspruch beginnt im darauf folgenden Kalenderjahr.

5-Tagewoche	6-Tagewoche an mindestens	im Urlaubsjahr
87 Arbeitstagen	104 Arbeitstagen	1 Arbeitstag
130 Arbeitstagen	156 Arbeitstagen	2 Arbeitstage
173 Arbeitstagen	208 Arbeitstagen	3 Arbeitstage
195 Arbeitstagen	234 Arbeitstagen	4 Arbeitstage

Tab. 17: Zusatzurlaub bei Wechselschichtarbeit

bei	110 Nachtarbeitsstunden	1 Arbeitstag
bei	220 Nachtarbeitsstunden	2 Arbeitstage
bei	330 Nachtarbeitsstunden	3 Arbeitstage
bei	450 Nachtarbeitsstunden	4 Arbeitstage

Tab. 18: Zusatzurlaub bei Schichtarbeit

bei	150 Nachtarbeitsstunden	1 Arbeitstag
bei	300 Nachtarbeitsstunden	2 Arbeitstage
bei	450 Nachtarbeitsstunden	3 Arbeitstage
bei	600 Nachtarbeitsstunden	4 Arbeitstage

Tab. 19: Zusatzurlaub bei Nachtarbeit

In der Teilzeitarbeit muß man den Zusatzurlaubsanspruch ermitteln. Grundsätzlich geht man von der Überlegung aus, daß einer *reduzierten Arbeitszeit* eine *reduzierte Arbeitsleistung* folgen muß (bei der Wechselschichtarbeit, Schichtarbeit und Nachtarbeit). Das heißt:

Eine Halbtagskraft bekommt bei der Hälfte der geforderten Arbeitsleistung oder Nachtstunden die vollen Arbeitstage Zusatzurlaub.

Beispiel: Bei einer 0,5 Stelle fallen 150 Stunden Nachtarbeit an, dann ständen ihr zwei Arbeitstage Zusatzurlaub zu.

Die Veränderungen z.B. bei der Nachtarbeit entnehmen Sie bitte der Tabelle 20 (die nicht fett gedruckten Zahlen sind Stunden).

Stelle 1,0	Stelle 0,78	Stelle 0,75	Stelle 0,66	Stelle 0,5	Stelle 0,35	Stelle 0,25	Stelle 0,125	Zusatzurlaub
150	117	112,5	102	75	52,2	37,5	18,75	1 Arbeitstag
300	234	225	204	150	105	75	37,5	2 Arbeitstage
450	351	337,5	306	225	157,5	112,5	56,25	3 Arbeitstage
600	468	450	408	300	210	150	75	4 Arbeitstage

Tab. 20: Zusatzurlaub in der Nachtarbeit (Teilzeit)

Genauso, wie die Nachtarbeitsstunden bei der Teilzeitarbeit ermittelt werden, verfährt man mit den Arbeitstagen in der Wechselschichtarbeit und den Nachtarbeitsstunden der Schichtarbeit.

Der Zusatzurlaub wird dem ermittelten Jahresurlaub hinzugerechnet und – im Falle eines Arbeitsbeginns oder einer Kündigung im laufenden Jahr – für *jeden vollen Arbeitsmonat mit einem Zwölftel berechnet.*

Bei anderweitiger Verteilung der wöchentlichen Arbeitszeit sind die Arbeitstage entprechend zu ermitteln. Das heißt:
Wenn bei der 5-Tagewoche Wechselschichtarbeit an 87 Arbeitstagen und bei der 6-Tagewoche an 104 Arbeitstagen anfällt, erhält der Mitarbeiter einen Arbeitstag Zusatzurlaub.

Bei der 5,5-Tagewoche müßte demnach die Anzahl der benötigten Arbeitstage für ein Zusatzurlaubstag genau in der Mitte liegen (bei 87 bis 104 Tagen liegt der Mittelwert bei 95 ½ Tagen).

Beispiel: Ein Mitarbeiter hat bei 30 Stunden wöchentlicher Arbeitszeit 240 Stunden Nachtarbeit geleistet. Wie hoch ist der Anspruch auf Zusatzurlaub?
Bei Vollzeitarbeit ergeben 150 Stunden einen Tag
300 Stunden zwei Tage usw.

Rechnung:
30 Stunden pro Woche = 0,78 Stelle, 300 Stunden × 0,78 sind 234 Stunden. Ab 234 Stunden bekommt der Mitarbeiter zwei Tage Zusatzurlaub.

2.6 Der Bereitschaftsdienst

Als Bereitschaft wird die Zeit definiert, in der die/der Angestellte zur Verfügung steht, um im Bedarfsfall die Arbeit aufzunehmen. In der Bereitschaft bestimmt der Arbeitgeber, wo die/der Angestellte sich aufzuhalten hat, während in der Rufbereitschaft der Aufenthaltsort dem Arbeitgeber mitgeteilt werden soll. Angeordnet werden darf ein Bereitschaftsdienst oder eine Rufbereitschaft vom Arbeitgeber nur dann, wenn erfahrungsgemäß Arbeit anfällt, die Zeit ohne Arbeitsleistung aber überwiegt.

Die Vergütung der Arbeitszeit richtet sich nach der *Bereitschaftsstufe, der Anzahl der geleisteten Bereitschaftsdienste im Monat* und der zu leistenden *Bereitschaftsstunden pro Tag*.

Zur Vergütungsberechnung wird der Bereitschaftsdienst bei durchschnittlicher Arbeitsleistung als Arbeitszeit wie folgt gewertet:

Stufe	Arbeitsleistung/Bereitschaftsdienst	Bewertung als Arbeitszeit
A	0 bis 10 %	15 %
B	mehr als 10 bis 25 %	25 %
C	mehr als 25 bis 40 %	40 %
D	mehr als 40 bis 49 %	55 %

Tab. 21: Bereitschaftsstufen

Die Formel für die Berechnung der Vergütung lautet:
Bereitschaftsstunden mal Prozent aus der Bereitschaftsstufe und der Bereitschaftsgruppe.

Ausnahme:
Ein der Stufe A zugeordneter Bereitschaftsdienst wird der Stufe B dann zugeordnet, wenn die/der Mitarbeiter/in mindestens dreimal im Einsatz war, ohne Rücksicht auf die geleistete Arbeitszeit.

Die Anzahl der Bereitschaftsdienste im Kalendermonat wird zusätzlich vergütet (Bereitschaftsgruppen).

Gruppe	Zahl der Bereitschaftsdienste im Monat	im Urlaubsjahr
I	1. bis 8. Bereitschaftsdienst	25 v. H.
II	9. bis 12. Bereitschaftsdienst	35 v. H.
III	13. Bereitschaftsdienst	45 v. H.

Tab. 22: Bereitschaftsgruppen

Bei der Vergütungsberechnung des Bereitschaftsdienstes in Arbeitszeit ist dreierlei wichtig:
1. In welcher Stufe ist der Bereitschaftsdienst eingeordnet?
2. Der wievielte Bereitschaftsdienst ist es im Monat?
3. Wieviele Stunden dauert der Bereitschaftsdienst?

Beispiel: Ein Mitarbeiter hat 12 Stunden Bereitschaftsdienst der Stufe C, es ist der elfte und letzte Bereitschaftsdienst im Monat.

Sie multiplizieren *zuerst* die 8 Bereitschaften mit 12 Stunden, ermitteln davon 40 Prozent (der Stufe C) und addieren zusätzlich 25 Prozent des ersten Produkts (Bewertung nach Gruppe I).
Nun berechnen Sie die nächsten drei Bereitschaften, dreimal 12 Stunden mal 40 Prozent (Stufe C) plus zusätzlich 35 Prozent desselben Ergebnisses (lt. Gruppe II).

Man kann die in Frage kommenden Prozentwerte erst addieren und dann mit den Stunden multiplizieren. Die Berechnung des Beispiels mit Zahlen finden Sie weiter unten.

8 Dienste mal 12 Stunden mal 40 Prozent (Stufe C) plus 25 Prozent der 8 Dienste mal 12 Stunden (lt. Gruppe I).

$$\frac{8 \text{ Dienste} \times 12 \text{ Std.} \times (40 + 25)}{100} = 62{,}4 \text{ Stunden}$$

dann rechnen Sie weiter

$$\frac{3 \text{ Dienste} \times 12 \text{ Std.} \times (40 + 35)}{100} = 27{,}0 \text{ Stunden}$$

Die Werte werden zum Schluß addiert:

$$62{,}4 + 27{,}0 = \textbf{87,4 Stunden} \text{ (Bereitschaftsvergütung in AZ)}$$

In Tabelle 23 werden die zu vergütenden Stunden bei Bereitschaftsdiensten von 8, 10, 12 und 24 Stunden Dauer aufgelistet (arabische Zahlen stehen für die *Bereitsschaftsstufe* und römische Zahlen für die *Bereitschaftsgruppe*).

Bereitschafts-stunden	A I 40%	A II 50%	A III 60%	B I 50%	B II 60%	B III 70%
8	3,2	4	4,8	4	4,8	5,6
10	4,0	5	6,0	5	6,0	7,0
12	4,8	6	7,2	6	7,2	8,4
24	9,6	12	14,4	12	14,4	16,8
Bereitschafts-stunden	C I 65%	C II 75%	C III 85%	D I 80%	D II 10%	D III 100%
8	5,2	6	6,8	6,4	7,2	8,0
10	6,5	7,5	8,5	8,0	9,0	10,0
12	7,8	9	10,2	9,6	10,8	12,0
24	15,6	18	20,4	19,2	21,6	24,0

Tab. 23: Stundenvergütung im Bereitschaftsdienst

3. Die Personalbedarfsermittlung

3.1 Einleitung

Noch vor ein paar Jahren berechnete man den Personalbedarf im Pflegebereich mit Anhaltszahlen. Die Anhaltszahlen sagten aus, wieviele Patienten eine Pflegekraft versorgen kann. Das hing natürlich von vielen Faktoren ab, wie z.B. dem Alter, der Krankheit, der Pflegebedürftigkeit und
dem sonstigen Zustand des Patienten, sowie von den baulichen und struk-
turellen Gegebenheiten des Hauses und der Stationen. Die Kriterien für
die Anhaltszahlen unterlagen einem stetigen Wandel, den ich im Überblick darstellen möchte.

3.2 Geschichtlicher Überblick

Die DKG (Deutsche Krankenhaus Gesellschaft) veröffentlichte 1951 zum
ersten Mal Anhaltszahlen für der Pflegedienst in den „Krankenanstal-
ten". Diese Zahlen sollten einen Anhalt für die gegenwärtig im Regelfall
zu erstrebende Besetzung mit Pflegekräften geben. Unterschiedliche Anhaltszahlen wurden den verschiedenen Fachabteilungen zugeordnet. Sie
waren als Empfehlung gedacht und berücksichtigten nicht die Funktionsbereiche und das Hilfspersonal.

1959 legte man neue Anhaltszahlen vor, weil Arbeitszeitverkürzungen
und intensivere ärztliche Untersuchungs- und Behandlungsmethoden dies
unumgänglich machten. Daß auch diese Zahlen nur Empfehlungen der
DKG waren, wird in der Anwendungsempfehlung deutlich: „Die Anhaltszahlen sind abgestellt auf allgemeine Krankenhäuser mittlerer Größe. Anlage und Organisation des Hauses, Größe und Lage der Stationen,
Krankheitsart und Verweildauer der Kranken und andere Umstände können Abweichungen bedingen." Auch für das Haus- und Hilfspersonal
veröffentlichte man Empfehlungen.

1964 gab es strukturelle Veränderungen in den Empfehlungen der DKG.
Es wurde zwischen Krankenhäusern optimaler, teiloptimaler und kon-

ventioneller Organisation unterschieden. Der Verschiedenartigkeit der baulichen und betrieblichen Voraussetzungen sollte Rechnung getragen werden. Die neuen Anhaltszahlen ordnete man der Organisationsform zu und nicht mehr den Fachabteilungen. Nur Abteilungen für kranke Säuglinge und Kinder, für Frühgeborene und Neugeborene bedachte man gesondert. Die Pflegekräfte in den Funktionsbereichen blieben weiterhin außen vor.

Es entstand in dieser Zeit das Berufsbild der Pflegehelferin/des Pflegehelfers. Diese übernahmen viele Teile der hauswirtschaftlichen Versorgung, so daß die Anhaltszahlen für Haus- und Hilfspersonal hinfällig wurden. Es gab nun aber Empfehlungen zum Verhältnis von examinierten Krankenschwestern und -pflegern zu Pflegehelferinnen und -helfern. Zu diesem Zeitpunkt hatte man die 47-Stundenwoche.

1969 gab es wiederum eine Veränderung der Anhaltszahlen. Die wöchentliche Arbeitszeit betrug nun 45 Stunden und strukturell wurde nur noch der Zentralisierungsgrad der Krankenhäuser unterschieden. Erstmals traten auch Anhaltszahlen für den Intensivpflegebereich auf.

1972 paßte man die Anhaltszahlen von 1969 den jeweiligen Arbeitszeitverkürzungen an. In diesem Jahr wurde die wöchentliche Arbeitszeit von über 43 Stunden auf 42 Stunden verkürzt.

1973 wies erstmals jemand darauf hin, daß mit der Einführung des Schichtdienstes, der Mehrbedarf an Personal mit den gültigen Anhaltszahlen nicht abzudecken ist.

1974 (im September) veröffentlichte die DKG ein neues, umfangreiches Konzept zur Personalbedarfberechnung, das auch die unterschiedlichsten Dienstformen berücksichtigte. Dieses Konzept lehnten die Kostenträger und Gesundheitsbehörden ab und erkannten sie danach nicht mehr an.

Im selben Jahr wurden auch Empfehlungen für die Psychiatrie und Formeln für den Personalbedarf im OP-Dienst, in der Anästhesie und in der Endoskopie erstellt (*Bölke* 1974) und die 40-Stundenwoche aktuell.

1976 legten die zuständigen Gesundheitsminister in einer Entschließung fest, daß die Anhaltszahlen von 1969 auf die 40-Stundenwoche fortgeschrieben werden sollen.

Erst **1978** wurde dieser Verordnung hinzugefügt, daß die Anhaltszahlen der DKG nur als Annäherungswerte und Orientierungshilfen anzusehen sind und der Personalmehrbedarf aufgrund der medizinischen Entwicklungen zu berücksichtigen ist.
Tabelle 24 zeigt die Entwicklung der Anhaltszahlen in den letzten 25 Jahren.

15.7.64	19.9.69	15.3.72	30.10.72	18.4.74	1.4.90
47Std./Wo	45 Std./Wo	43 Std./Wo	42 Std./Wo	40 Std./Wo	38,5Std./Wo
1:4	1:3,7	1:3,52	1:3,44	1:3,27	1:3,14

Tab. 24: Entwicklung der Anhaltszahlen

Die Berechnung des Personals nach Anhaltszahlen geschah über folgende Determinanten:
- Planbetten
- Belegung nach der Mitternachtsstatistik = Pflegetage
- Organisationsgrad des Krankenhauses (zentral: 3,27; dezentral: 2,95)
- Ausfallzeit
- durchschnittliche wöchentliche Arbeitszeit

Die Formel lautete:

$$\frac{\text{Durchschnittlich belegte Betten}}{\text{Anhaltszahl}} = \text{Personalbedarf}$$

In den Anhaltszahlen war der Nachtdienst enthalten.

Dabei sollte in den Anhaltszahlen ein Ausfall von 15 Prozent eingerechnet sein, effektiv waren es aber nur 13,04 Prozent, was einem Ausfallfaktor von 1,15 entsprach.
Bei höherem Ausfall wurde der Personalbedarf mit einem korrigierten Ausfallfaktor berechnet.

Da aber bei den Anhaltszahlen ein Ausfallfaktor von 1,15 eingerechnet war, korrigierte man den Ausfall. Dann berechnete man den Personalbedarf nach der Formel

$$\frac{\text{belegte Betten} \times \text{korrigierte Ausfallzahl}}{\text{Anhaltszahl}} = \text{Personalbedarf.}$$

1982 war das Jahr, in dem sich etwas für die Personalbemessung in der Psychiatrie bewegte. Dem Bundesministerium Arbeit und Sozialordnung lag ein Forschungsbericht über die Untersuchung der Personalbemessung in der Psychiatrie vor, sowie ein Konzept der Bundesarbeitsgemeinschaft der Träger psychiatrischer Krankenhäuser. Trotzdem diskutierte man noch einige Jahre, bis etwas Zählbares für die Psychiatrie heraus kam.

1984 entwickelte die DKG ein neues Konzept zur Personalbedarfsermittlung des Pflegedienstes im Krankenhaus, das ein Jahr später in die Verhandlungen nach § 19 KHG eingebracht wurde. Da hieß es unter anderem: „ Die deutsche Krankenhausgesellschaft und die Spitzenverbände der Krankenkassen erarbeiten unter Beachtung der medizinischen und technischen Entwicklung gemeinsam Empfehlungen über Maßstäbe und Grundsätze für die Wirtschaftlichkeit und Leistungsfähigkeit der Krankenhäuser, insbesondere für den Personalbedarf und die Sachkosten."
Statt Anhaltszahlen legte man nun Minutenwerte dem Pflegezeitaufwand zugrunde. Sie waren durch die Verweildauerverkürzungen, Alter und Art der Erkrankungen, z.B. Mehrfacherkrankungen und den Besonderheiten der Häuser veränderbar. Die Minutenwerte galten nun von 6.00 bis 22.00 Uhr; der Nachtdienst mußte gesondert berechnet werden.

Den Gesamtpflegezeitaufwand teilte man in den Zeitbedarf für Grundpflege, Behandlungspflege, Verwaltungsaufgaben und hauswirtschaftliche Tätigkeiten. Er entsprach pro Patient pro Tag bei vollem Zentralisierungsgrad des Krankenhauses 101 Minuten, mit einer durchschnittlichen Verweildauer von damals 16 Tagen. Diese Methode wurde auch als Leistungseinheitsrechnung bekannt und bis zur PPR genutzt.

Die 101 Minuten pro Patient und Tag von 6.00 bis 22.00 Uhr enthielten in der allgemeinen Erwachsenenpflege eines zentralisierten Krankenhauses folgenden Zeitbedarf:

Grundpflege gesamt	**50 Min.**
Persönlicher Kontakt und Hilfeleistung	10 Min.
Körperpflege	5 Min.
Betten und Lagern	10 Min.
Speiseversorgung	23 Min.
Sonstige Grundpflege	2 Min.

Behandlungspflege	**29 Min.**
Visite, Besprechung mit den Ärzten	3 Min.
Behandlungsmaßnahmen	21 Min.
Reinigen, Sterilisieren und Aufräumen von Instrumenten	5 Min.

Verwaltung	**16 Min.**
Schreibarbeiten	8 Min.
Sonstige Verwaltungstätigkeiten (z.B.Botendienste)	8 Min.

Hauswirtschaft	**6 Min.**
Reinigungs- und Putzarbeiten	3 Min.
Sonstige Tätigkeiten	3 Min.

Gesamtpflegezeitaufwand	**101 Min.**

Bei Fehlen von zentralen Versorgungsdiensten oder ausreichenden Horizontal- und Vertikalverbindungen sowie bei nicht funktionell angelegten Pflegeeinheiten gab es Zuschläge in Minuten.

Normierter PZA mit zentralen Diensten (Minuten)	**Allgemeine Krankenpflege**	**Kinderkrankenpflege**	**Frühgeborenenstation**
	101,00	**126,00**	**175,00**
Zuschläge bei Fehlen von			
Speisendirektversorgung	1,375	2,375	1,875
Bettenzentrale	2,406	4,170	3,291
Zentralsterilisation	0,344	0,581	0,485
Hol- und Bringedienst	2,036	3,536	2,792
Rational.Schreibarbeiten	1,031	1,794	1,417
Summe bisher	108,219	138,456	184,833
Bauliche Situation			
Ø funktion. Pflegeeinheit	1,719	2,965	2,333
Ø ausreich.Vertikalverbindung	1,031	1,794	1,417
Ø ausreich. Horizontalverbindung	1,031	1,794	1,417
Normierter PZA in <u>nicht</u> zentralisiertem Krhs.	**112,00**	**145,00**	**190,00**

Bei der Personalbedarfsermittlung mit der Leistungseinheitsrechnung ging man davon aus, daß der Pflegeaufwand nicht an allen sieben Tagen in der Woche gleich hoch sein würde. Am Sonntag fiel beispielsweise die Arztvisite weg und es waren weniger Verwaltungsaufgaben zu erledigen. So wurde der Wochentagefaktor eingeführt, der besagte, daß die Arbeitsleistung von

Montag bis Freitag gleich 100 Prozent,
Samstag gleich 80 Prozent und
Sonntag gleich 50 Prozent betrug.

Andere Berechnungen gingen von 100 Prozent für Werktage und je 65 Prozent für die Wochenendtage aus, was im Ergebnis letztendlich gleich war.

Aus der ersten Rechnung ergab sich:

5 × 100 % von	101 Minuten	=	505,0 Minuten
1 × 80 % von	101 Minuten	=	80,8 Minuten
1 × 50 % von	101 Minuten	=	50,5 Minuten
Wochenpflegezeitbedarf von			**= 636,3 Minuten**

Teilte man nun die 636,3 Minuten durch die 101 Minuten, erhielt man den Wochentagefaktor (WTF) von 6,3. Für kranke Säuglinge und Kinder wurde der Pflegezeitbedarf an den Wochenenden höher, nämlich mit 6,5 angesetzt. Bei Neugeborenen und Frühgeborenen ging man von einem ungeminderten Pflegezeitbedarf aus; deshalb WTF = 7.

Die Formel für den Personalbedarf einer Allgemeinstation lautete nun:

$$\frac{\text{PZA} \times \text{Ø belegte Betten} \times \text{WTF} \times \text{Zuschläge}}{60 \times \text{Ø wöchentl. Arbeitszeit}} = \text{Personalbedarf/Stellen}$$

(PZA = Pflegezeitaufwand, Ø = durchschnittlich, WTF = Wochentagefaktor)

Bei der Einführung des Schichtdienstes und auf Grund weiterer Verweildauerverkürzungen berücksichtigte man in einigen Bundesländern den Mehrbedarf durch die Übergabe. Es gab einen „Zuschlagfaktor Übergabe" (ZFÜ). Die Formel für den ZFÜ lautete:

$$\frac{\text{Wochenarbeitszeit (WoAZ in Min.)}}{\text{WoAZ (Min.)} \times \text{WoAT} \times 2/3 \text{ Mehraufwand}} = \text{ZFÜ}$$

Bei drei Übergaben waren immer zwei Schichten beteiligt, deshalb wurden nur zwei Drittel Mehraufwand berücksichtigt.
Schließlich konnte man einen Zuschlagfaktor für erhöhten Ausfall (ZFA) in die Formel einsetzen.

1985 stellte die DKG das „Verfahren und Anhaltswerte für den Personalbedarf in psychiatrischen Krankenhäuser und psychiatrischen Fachabteilungen in Allgemeinkrankenhäusern" vor. Vorher rief der Gesetzgeber auf, innerhalb eines Jahres zu einer gemeinsamen Empfehlung der Spitzenverbände der Krankenkassen, der Krankenhäuser und Ärzte zu kommen.

Dies klappte bis **1988** leider nicht, so daß der Gesetzgeber eine Expertenkomission beauftragte, in die auch Vertreter der Pflegeverbände berufen waren, eine Regelung für die Personalbemessung in der Psychiatrie zu erarbeiten.

1989 brachte die DKG ein analytisches Konzept zur Personalbedarfsermittlung für somatische Krankenhäuser in die Diskussion ein, dessen Determinanten des gesamten Pflegezeitbedarfs die Organisationsstruktur des Krankenhauses, der Pflegegrundwert, die Pflegekategorien und die Zuschläge waren.

Es gab vier Pflegekategorien mit zunehmenden Pflegezeitaufwand. Der Pflegegrundwert wurde flexibel ermittelt aus den Einflußfaktoren der Organisationsstruktur. Für Zuschläge und bei Sonderregelungen ermittelte man besondere Minutenwerte.

Der Pflegezeitbedarf (PZB) nach dem analytischen Konzept setzte sich zusammen aus:

- Pflegezeitbedarf für den Grundwert
- Pflegezeitbedarf nach den Pflegekategorien
- Pflegezeitbedarf für den Nachtdienst
- Zuschläge in Minuten
- Sonderregelungen in Minuten

Die Formel für den Pflegepersonalbedarf hieß dementsprechend:

$$\frac{\text{Pflegezeitbedarf pro Woche (in Minuten)}}{\text{AZ (Woche in Min.) minus Ausfall (in Min.)}} = \text{Personalbedarf (Stellen)}$$

38

Da die Umsetzung des analytischen Konzeptes zu einem enormen Mehrbedarf an Stellen im Pflegebereich geführt hätte, lehnte der Gesetzgeber und die GKV das Ganze als zu teuer und nicht machbar ab.

Zur gleichen Zeit stellte die GKV nun ihrerseits ein empirisches Konzept vor. Es sollte *84 Strukturgruppen* an Hand vergleichbarer Krankenhäuser geben. Innerhalb jeder Strukturgruppe sollte differenziert werden nach den *Belastungszahlen je Bett einer Personalgruppe*.

Dies sollte dann die Grundlage für den Kosten/Leistungsnachweis eines Krankenhauses sein. Der Durchschnittswert der Belastungszahlen innerhalb einer Krankenhausstrukturgruppe sollte dann für alle Häuser verbindlich sein. Aber auch dieses Konzept blieb auf der Strecke.

Im Jahre **1990** kam die 38,5 Stundenwoche, doch die Anhaltszahlen für die Somatik blieben trotz des Gesundheitsreformgesetzes. Die Anhaltszahlen mußten aber von 40 auf 38,5 Stunden wöchentliche Arbeitszeit umgerechnet werden. Die Umrechnung der Anhaltszahl von 3,27 erfolgte folgendem Wege:

$$\frac{3,27 \times 38,5}{40} = 3,15 \text{ (Anhaltszahl für die 38,5 Stundenwoche)}$$

Zum **1.1.1991** trat nun die Psychiatrie-Personalverordnung (PsychPV) in Kraft, die die Personalsituation in den psychiatrischen Krankenhäusern und Fachabteilungen erheblich verbesserte. Neben der Personalbedarfsermittlung mit Anhaltszahlen gab es in der Somatik und Psychiatrie immer schon die Berechnung nach der Arbeitsplatzmethode. Die Grundlage war die Berechnung mit Mindestbesetzung. Sie wurde dann eingesetzt, wenn die Anhaltszahlen oder die Leistungsrechnung zur Versorgung der Patienten oder zur Besetzung eines Arbeitsplatzes nicht ausreichte.

Das klassische Beispiel dafür war und ist auch heute noch die Rezeption (Kommunikationszentrale) im Krankenhaus. Aber auch für kleinere Pflegeeinheiten, für kleine Intensivstationen oder für Arbeitsplätze im Funktionsdienst und Nachtdienst wandte man die Arbeitsplatzmethode an.

1993 trat die Pflegepersonalregelung (PPR) als 13. Artikel des Gesundheitsstrukturgesetz (GSG) in Kraft. Sie regelte den Personalbedarf für die Erwachsenen- und Kinderkrankenpflege durch die Schaffung von Patientengruppen, Kataloge für Pflegetätigkeiten und deren Minutenwerte. Die Pflegepersonalregelung wurde ab 1990 in nur zwei Jahren von zwei Expertengruppen für die Erwachsenen- und Kinderkrankenpflege erarbeitet, in denen auch Vertreter der Pflegeverbände berufen waren. Vorbild war die Psychiatrie-Personalverordnung, die sich schon einige Zeit bewährt hatte.

3.3 Berechnung des Ausfalls

Zu jeder Personalbedarfsermittlung gehört die Berechnung des Ausfalls. Der Ausfall – bestehend aus Fehlzeiten, Urlaub verschiedenster Art, Mutterschutz und einigem mehr – bedingt eine Erhöhung des Pflegepersonalbedarfs. Häufig ist in den Vorgaben der Anhaltszahlen und in den Werten von Fallpauschalen und Sonderentgelten ein bestimmter Ausfall (15%) mit eingerechnet, so daß man bei höherem Ausfall die Differenz berechnen muß.

Für die Berechnung des Ausfalls sind vier Begriffe von Bedeutung:

1. Ausfallquote,
2. Ausfallfaktor,
3. korrigierter Ausfallfaktor
4. Nettoarbeitszeit

1. Die Ausfallquote
Sie sagt aus, wieviel Prozent der ermittelte Ausfall in Bezug auf die Bruttoarbeitszeit beträgt.
Ermitteln Sie den Ausfall am besten in Stunden, dann können Sie die Ausfallquote aus der Bruttoarbeitszeit für eine Pflegekraft, für eine Station oder Abteilung oder für den gesamten Pflegebereich berechnen. Die Formel lautet stets:

Ausfall mal 100, geteilt durch die Bruttoarbeitszeit

$$\frac{\text{Ausfall (Stunden)} \times 100}{\text{Bruttoarbeitszeit (Stunden)}} = \text{Ausfallquote in Prozent}$$

Beispiel: Eine Mitarbeiterin hatte 1993 eine Bruttoarbeitszeit von 1925 Stunden, der Ausfall betrug insgesamt 45 Tage (Urlaub, Sonderurlaub, Krankheit) in der 5,5-Tagewoche (tägliche Arbeitszeit 7 Stunden).

Rechnung:

$$45 \text{ mal } 7 = 315 \text{ Stunden Ausfall}$$

$$\frac{315 \text{ Stunden} \times 100}{1925 \text{ Stunden}} = \textbf{16,36 \% Ausfallquote}$$

2. Der Ausfallfaktor

Er wird aus der Ausfallquote ermittelt und bestimmt, mit welcher Zahl das Ergebnis einer Personalbedarfsberechnung mal genommen werden muß. Hier lautet die Formel:

100 geteilt durch (100 minus Ausfallquote in Prozent) = Ausfallfaktor

Beipiel: Die ermittelte Ausfallquote beträgt 20 Prozent.

Rechnung:

$$\frac{100}{100\text{-}20} = \frac{100}{80} = \textbf{1,25 (Ausfallfaktor)}$$

3. Der korrigierte Ausfallfaktor

Er beinhaltet die Differenz zwischen dem eingerechneten und dem tatsächlichen Ausfall. Er ist die Zahl, mit der das Ergebnis aus der Personalbedarfsrechnung multipliziert werden muß.

Bei einem tatsächlichen Ausfall von 20 Prozent und einem eingerechneten Ausfall von 15 Prozent (Ausfallfaktor gleich 1,176; denn 100 : (100 – 15) = 1,176) kommen wir auf folgende Rechnung bei der Formel:

*Ausfallfaktor geteilt durch den **eingerechneten** Ausfallfaktor*

$$\frac{1,25}{1,176} = \textbf{1,06 (korrigierter Ausfallfaktor)}$$

In den früheren Anhaltszahlen rechnete man mit einem eingerechneten Ausfall von 15 Prozent und einem Ausfallfaktor von 1,15. Das war falsch, denn bei einem Ausfallfaktor von 1,15 beträgt der effektiv eingerechnete Ausfall oder die Ausfallquote nur 13,04 Prozent (siehe S. 34).

4. Die Nettoarbeitszeit

Eine weitere Möglichkeit, den Ausfall zu ermitteln, ist die Nettoarbeitszeit zu berechnen und hiermit zu arbeiten. Den Ausfall in Stunden oder Prozent ziehen Sie dabei gleich von der Bruttoarbeitszeit ab.

Beispiel: 20 Prozent Ausfall bei 38,5 Stunden

Rechnung:

    20 Prozent von 38,5 Stunden sind 7,7 Stunden
    38,5 Stunden − 7,7 Stunden = 30,8 Stunden (Nettoarbeitszeit)

Sie können auch die Nettoarbeitszeit für den Monat und für das ganze Jahr errechnen, wenn Sie zum Beispiel Überstunden in Stellen umrechnen wollen.

Beispiel: Im Operationsdienst fielen bei 10 Planstellen an Pflegekräften und einem Ausfall von 18 Prozent im Jahr 1993 (Bruttoarbeitszeit 1925 Stunden) insgesamt 4250 Überstunden an.
              Wieviele Stellen sind das?

Ermitteln Sie zuerst die Nettoarbeitszeit, dann teilen Sie die Überstunden durch die Nettoarbeitszeit.

$$\frac{1925 \times 18 \text{ Prozent}}{100} = 346,5 \text{ Stunden}$$

$$1925 - 346,5 = \textbf{1 578,5 Stunden (Nettoarbeitszeit)}$$

$$\frac{4250 \text{ Überstunden}}{1578,5 \text{ Std. (Nettoarbeitszeit)}} = \textbf{2,69 Stellen für Überstunden}$$

3.4 Die Arbeitsplatzmethode

Grundlage der Arbeitsplatzberechnung, auch Arbeitsmethode, ist die Mindestbesetzung eines Arbeitsplatzes. Sie wird dann eingesetzt, wenn keine andere Berechnung die Versorgung der Patienten oder die Besetzung des Arbeitsplatzes gewährleisten kann.
Im Krankenhaus wird diese Methode unter anderem bei kleineren Pflegeeinheiten sowie Infektionsstationen und Intensivgruppen, für Nachtarbeitsplätze, Kommunikationszentralen und den Hol- und Bringedienst angewandt.

Zur Berechnung der Mindestbesetzung eines Arbeitsplatzes sind folgende Faktoren einzubeziehen:

> Zahl der Arbeitsplätze
> Anzahl der zu besetzenden Tage in der Woche
> Anzahl der zu besetzenden Stunden am Tag
> Höhe des Ausfalls (oder die Nettoarbeitszeit)
> 38,5 Stundenwoche

Aus diesen Determinanten leitet sich folgende Formel ab:

$$\frac{\text{Arbeitplätze} \times \text{Stunden/Tag} \times \text{Wochentage} \times \text{Ausfallfaktor}}{38,5 \text{ Std. (Wochenarbeitszeit)}} = \text{Stellen}$$

Man kann auch den Ausfallfaktor weglassen, wenn man das Ganze durch die Nettoarbeitszeit teilt.

1. Beispiel: Zwölf Nachtwachenplätze sind für zehn Stunden am Tag, an sieben Tagen in der Woche zu besetzen. Als Ausfall werden 20 Prozent angenommen.

Die Berechnung der Nettoarbeitszeit (20 % von 38,5 Stunden ergibt 30,8 Stunden) wurde im vorigen Kapitel beschrieben.

Die Formel für dieses Beispiel lautet:

12 Nachtwachenplätze mal 10 Stunden mal 7 Tage (in der Woche) mal 1,25 (Ausfallfaktor) geteilt durch 38,5 Stunden (wöchentliche Arbeitszeit).

44

Rechnung:

$$\frac{12 \times 10 \times 7}{30,8} = 27,27 \text{ Stellen}$$

2. Beispiel: Die Kommunikationszentrale soll rund um die Uhr besetzt werden, Übergabezeiten fallen nicht an.

Das heißt:
Ein Arbeitsplatz, 24 Stunden pro Tag, sieben Tage in der Woche. Die Ausfallzeit wird vorerst mit 15 Prozent festgelegt.

15 Prozent ergibt einen Ausfallfaktor von 1,167 (hier rechnen wir mit dem Ausfallfaktor)

Die Formel lautet:

$$\frac{1 \times 24 \times 7 \times 1,167}{30,8} = 5,09 \text{ Stellen}$$

3. Beispiel: Eine kleine Intensiveinheit (6 Betten) kommt mit dem Personal nach der üblichen Bedarfsermittlung, selbst unter Berücksichtigung der Beatmungsstunden, mit 9,5 Stellen nicht aus.

Wie können Sie den erforderlichen Pflegepersonalbedarf nach der Arbeitsplatzmethode berechnen?

Dazu müssen Sie folgende Fragen zu klären:
– Wieviele Mitarbeiter braucht die Intensivstation pro Schicht?
– Wie lang sind die Übergabezeiten?

Im Beispiel werden pro Schicht zwei examinierte Pflegekräfte benötigt, die Übergabe dauert 3 × 20 Minuten.

Sie müssen also 25 Stunden (24 Stunden plus 3 mal 20 Minuten Übergabe) mit zwei Mitarbeitern pro Tag, sieben mal in der Woche besetzen und die Ausfallquote soll 20 Prozent (oder Nettoarbeitszeit =30,8 Stunden) betragen.

Rechnung:

$$\frac{2 \times 25 \times 7}{30,8} = 11{,}36 \text{ Stellen bei Mindestbesetzung}$$

Tabelle 25 zeigt die ermittelte Stellenzahl bei verschieden zu besetzenden Arbeitsplätzen (bei 8, 10, 12 und 24 Stunden pro Tag und an sieben Tagen in der Woche). Die Ergebnisse sind bis auf zwei Stellen hinter dem Komma aufgerundet. Der Ausfall ist *nicht* berücksichtigt.

Stunden pro Tag	1 Platz 7 Tage	2 Plätze 7 Tage	3 Plätze 7 Tage	4 Plätze 7 Tage	5 Plätze 7 Tage	6 Plätze 7 Tage
8	1,67	3,34	5,02	6,69	8,36	10,04
10	20,90	4,18	6,27	8,36	10,45	12,54
12	2,50	5,02	7,53	10,04	12,54	15,05
24	5,02	10,03	15,05	20,07	25,09	30,11

Stunden pro Tag	8 Plätze 7 Tage	10 Plätze 7 Tage	12 Plätze 7 Tage	15 Plätze 7 Tage	18 Plätze 7 Tage	20 Plätze 7 Tage
8	13,38	16,73	20,07	25,09	30,11	33,45
10	16,73	20,91	25,09	31,36	37,64	41,82
12	20,07	25,09	30,11	37,63	45,16	50,18
24	40,15	50,18	60,22	75,27	90,33	100,36

Tab. 25: Arbeitsplatzberechnungen (ohne Ausfall)

Wenn Sie möchten, können Sie einmal für den gesamten Pflegebedarf den Mindestbedarf an Stellen ermitteln und das Ergebnis mit der Summe aller sonstiger Personalermittlungsverfahren vergleichen.

3.5 Die Psychiatrie-Personalverordnung (Erwachsenenpflege)

Einleitung

Seit dem 1.Januar 1991 gilt die Psychiatrie-Personalverordung (PsychPV) für den Personalbedarf in der stationären Psychiatrie. Sie regelt die Maßstäbe zur Personalbedarfsermittlung für Ärzte, Pflegepersonal und nichtärztliches therapeutisches Fachpersonal.
Die Patienten werden je nach Krankheit und Therapie den verschiedenen Behandlungsbereichen zugeordnet.

A Allgemeine Psychiatrie	S Abhängigkeitskranke	G Gerontopsychiatrie
A 1 Regelbehandlung	S 1 Regelbehandlung	G 1 Regelbehandlung
A 2 Intensivbehandlung	S 2 Intensivbehandlung	G 2 Intensivbehandlung
A 3 Rehabilitative Behandlung	S 3 Rehabilitative Behandlung	G 3 Rehabilitative Behandlung
A 4 Langzeitbehandlung Schwer- und Mehrfachkranker	S 4 Langzeitbehandlung Schwer- und Mehrfachkranker	G 4 Langzeitbehandlung Schwer- und Mehrfachkranker
A 5 Psychotherapie	S 5 Psychotherapie	G 5 Psychotherapie
A 6 Tagesklinische Behandlung	S 6 Tagesklinische Behandlung	G 6 Tagesklinische Behandlung

Tab. 26: PsychPV Behandlungsgruppen (Erwachsene)

Grundlage der Personalbemessung ist:

• die durchschnittliche Zahl der Patienten in den Behandlungsbereichen und
• die durchschnittliche Belegung der psychiatrischen Einrichtung pro Station.

Auf der Grundlage von Stichtage-Erhebungen am dritten Mittwoch im Januar, April, Juli und Oktober eines Jahres und den Minutenwerten wird der gesamte Personalbedarf ermittelt.

In Tabelle 27 finden Sie die Minutenwerte für die verschiedenen Behandlungsbereiche und Personalgruppen.

Behandlungsbereiche	Ärzte	Pflegepersonal	Diplompsychologen	Ergotherapeuten	Bewegungstherap. Krankengymnasten Physiotherapeuten	Sozialarbeiter Sozialpädagogen
A 1	207	578	29	122	28	76
A 2	257	1118	12	117	29	74
A 3	82	376	110	197	29	79
A 4	132	734	57	113	27	59
A 6	114	51	83	176	17	67
S 1	226	557	43	72	35	109
S 2	256	1142	55	51	34	153
S 3	82	242	110	156	46	175
S 4	106	683	80	112	38	77
S 6	115	40	81	154	16	101
G 1	183	992	26	102	35	75
G 2	211	1221	0	78	40	51
G 3	84	518	66	85	42	79
G 4	100	909	43	72	44	42
G 6	115	94	83	167	26	68

Tab. 27: § 5 (1) PsychPV Minutenwerte je Patient und Woche (Erwachsene)

Die Minutenwerte gelten für die Zeit von 6.00 bis 20.00 Uhr und decken mit der Übergabe 14,5 Stunden ab. Die Nachtwachen müssen extra berechnet werden (Arbeitsplatzmethode).

Für das Pflegepersonal ist je Station und Woche zusätzlich ein Wert von 5 000 Minuten zugrunde zu legen Umfaßt eine Station weniger als 16 Patienten im Jahresdurchschnitt, müssen Vereinbarungen getroffen werden, um wieviel dieser Wert zu mindern ist (bei mehr als 16 Patienten bleibt der Pflegegrundwert konstant, damit will der Verordnungsgeber auf kleinere Stationen hinwirken).

Pflegepersonalbedarfsermittlung

Der Pflegepersonalbedarf wird in der Psychiatrie ermittelt, indem man die Minutenwerte aus den Behandlungsbereichen mit der Zahl der Patienten mal nimmt, die Pflegegrundwerte (5 000 Min.) je Station und Woche mit den Wochen multipliziert, die beiden Ergebnisse addiert und die erhaltene Gesamtsumme der Minutenwerte durch die Nettoarbeitszeit einer Pflegekraft teilt. (Sie können die Gesamtsumme auch durch die Bruttoarbeitszeit einer Pflegekraft teilen und mit einem Ausfallfaktor rechnen.) Die gesamte Rechnung möchte ich an einem Beispiel und den *vier* dazu gehörenden Rechenschritten demonstrieren.

Beispiel: Ein psychiatrisches Krankenhaus mit sechs Stationen mit je 18 Patienten hat bei einem Ausfall von 20 Prozent laut Zuordnung für das Jahr 1993 folgende Zahlen ermittelt.
Die Minutenwerte und Anzahl der Patienten aus dem Beispiel werden in der nachfolgenden Tabelle übersichtlich aufgelistet.

Patienten-gruppe	Behandlungs-minuten	Anzahl pro Jahr	Patienten-gruppe	Behandlungs-minuten	Anzahl pro Jahr
A 1	578	1120	S 4	683	76
A 2	1118	245	S 5	199	312
A 3	376	845	S 6	40	240
A 4	734	374	G 1	992	376
A 5	198	682	G 2	1221	110
A 6	51	124	G 3	518	148
S 1	557	512	G 4	909	98
S.2	1142	98	G 5	241	105
S 3	242	122	G 6	94	29

Tab. 28: Beispielrechnung (psychiatrisches Krankenhaus)

Die Rechnung der Pflegepersonalermittlung erfolgt in vier Schritten:

1. Schritt:
Die Minutenwerte für den Pflegebereich aus den entsprechenden Behandlungsbereichen multiplizieren Sie mit der Patientenzahl und addieren alle Werte, wie in Tabelle 29.

2. Schritt:
Jetzt berechnen Sie den Gesamtwert für den Pflegegrundwert.

6 Stationen × 52 Wochen × 5 000 Minuten = **1 560 000 Minuten**

Patientengruppen	Minutenwerte mal	Patientenzahl	= Gesamtminuten
A 1	578	1 120	647 360
A 2	1 118	245	273 910
A 3	376	845	317 720
A 4	734	374	274 516
A 5	198	682	135 036
A 6	51	124	6 324
S 1	557	512	285 184
S 2	1 142	98	111 916
S 3	242	122	29 524
S 4	683	76	51 908
S 5	199	312	62 088
S 6	40	240	9 600
G 1	992	376	372 992
G 2	1 221	110	134 310
G 3	518	148	76 664
G 4	909	98	89 082
G 5	241	105	25 305
G 6	94	29	2 726
		5 616	2 906 165
		Patienten/ Jahr	Gesamt PZA / Beh.

Tab. 29: Berechnung der Minutenwerte im Behandlungsbereich

3. Schritt:
Die Summe der Pflegegrundwerte, je Station und Woche (5000 Min.) und die Summe des Behandlungspflegezeitaufwandes addieren sich zum Gesamtpflegezeitaufwand (PZA).

1 560 000 Minuten Pflegegrundwerte
+ 2 906 165 Minutenwerte Behandlung
= **4 466 165 Minuten Gesamt-PZA**

4. Schritt:
Den Gesamtpflegezeitaufwand teilen Sie durch die Netto-Jahresarbeitszeit in Minuten einer Pflegekraft.
Nettoarbeitszeit 1993 = 1 540 Stunden mal 60 = 92 400 Minuten

$$\frac{4\ 466\ 165\ (\text{GesamtPZA})}{92\ 400\ (\text{NettoAZ})} = 48,34 \text{ Stellen (ohne Nachtwachen)}$$

Die Nachtwachenplätze müssen nach der Arbeitsplatzberechnung ermittelt und mit den Kostenträgern verhandelt werden.

Zwei Dinge sind bei der Pflegepersonalbedarfsermittlung in der stationären Psychatrie noch wichtig!

§ 6 Abs. 1 und 2 PsychPV lauten:

1. Die Personalbemessung für die Leitung des Pflegedienstes entspricht dem Bedarf für leitende Ärzte, und dieser richtet sich im Verhätnis 1:8 nach der Zahl der nach § 6 (PsychPV) ermittelten und mit den Vertragsparteien vereinbarten ärztlichen Leitungsstellen (die Rechnung steht auf Seite 54 dieses Buches).
2. Die ermittelten Personalstellen können entsprechend dem therapeutischen Konzept mit Fachkräften anderer Berufe oder Berufsgruppen besetzt werden, soweit die der Verordnung zugrunde liegenden Regelaufgaben erfüllt und die vereinbarten Personalkosten nicht überschritten werden.

3.5.1 Pflegepersonalbedarfsermittlung in der Kinder- und Jugendpsychiatrie

Zur Ermittlung der Personalstellen in der Kinder- und Jugendpsychiatrie werden die Patienten, die einer Krankenhausbehandlung bedürfen, nach der Art und Schwere der Krankheit sowie nach den Behandlungszielen und -mitteln gemäß Anlage 2 der PsychPV den folgenden Behandlungsbereichen zugeordnet:

Stufe	Arbeitsleistung/BereitschaftsdienstBerwertung als Arbeitszeit
KJ 1	Kinderpsychiatrische Regel und Intensivbehandlung
KJ 2	Jugendpsychiatrische Regelbehandlung
KJ 3	Jugendpsychiatrische Intensivbehandlung
KJ 4	Rehabilitative Behandlung
KJ 5	Langzeitbehandlung Schwer- und Mehrfachkranker
KJ 6	Eltern-Kind-Behandlung
KJ 7	Tagesklinische Behandlung

Tab. 30: Patientengruppen (Kinder- und Jugendpsychiatrie)

Die Stichtagerhebung und die Vereinbarungen nach § 4 (2 und 3) gelten für die Kinder- und Jugendpsychiatrie und der Erwachsenenpsychiatrie gemeinsam.

Behand-lungs-bereich	Arzt	Pflege- u. Erzieh.-personal	Diplom-psycho-logen	Ergo-thera-peut	Krankengymn. Bewegungs- u. Physiotherap.	Sozialarb. Sozialpäd. Heilpäd.	Sprachheil-therapeut Logopäde
KJ 1	257	1 419	183	137	82	157	33
KJ 2	251	1 285	180	166	74	122	8
KJ 3	321	1 876	163	59	21	73	0
KJ 4	105	532	80	292	18	91	8
KJ 5	144	1 541	104	211	96	92	21
KJ 6	264	305	179	110	76	148	25
KJ 7	247	261	182	128	63	133	26

Tab. 31: Minutenwerte (Kinder- und Jugendpsychiatrie)

Für das Pflegepersonal ist je Station und Woche zusätzlich ein Wert von 5 000 Minuten zugrunde zu legen. Hat eine Station weniger, als neun Patienten im Jahresdurchschnitt, sind eventuelle Abzüge zu vereinbaren.

Die Berechnung des Pflegepersonalbedarfs erfolgt analog zur Erwachsenenpsychiatrie.
Ein Beispiel anhand einer Eltern-Kind-Station, soll noch einmal den Rechenweg verdeutlichen.

Beispiel: Im Jahr 1993 sind auf der Eltern-Kind-Station 494 Patienten behandelt worden; der Ausfall betrug 20 Prozent.

1. Schritt:
Die Zahl der Patienten in dem Behandlungsbereich wird mit dem Minutenwert für KJ 6 multipliziert (305 Minuten).

494 Patienten × 305 Minuten = 150 670 Minuten

2. Schritt:
Der Minutenwert (Pflegegrundwert) der Station pro Woche wird mit den Wochen im Jahr multipliziert.

5 000 Minuten (Grundwert) × 52 Wochen = 260 000 Minuten

3. Schritt:

Die im Jahr angefallen Minutenwerte des Behandlungsbereichs werden zu den Pflegegrundwerten addiert.

150 670 Minuten + 260 000 Minuten = **410 670 Minuten** (Gesamt-PZA)

4. Schritt:

Die sich ergebenden Gesamtminutenwerte werden durch die Bruttoarbeitszeit (in Minuten) einer Pflegekraft geteilt und der Ausfall eingerechnet (oder durch die Nettoarbeitszeit geteilt).

$$\frac{410.670 \text{ Min.} \times 1,25 \text{ (Ausfallfaktor)}}{115\,500 \ (= 1925 \text{ Std.} \times 60 \text{ Min.})} = 4,44 \text{ Stellen (ohne Nachtwachen)}$$

Zum Schluß noch eine Beispielrechnung, die zeigen soll, wie sich die Theorie in der Praxis darstellt. Die Zahlen sind einer tatsächlichen Berechnung entnommen (Abraham 1994)

Stichtage ▶ Pat.kat.	12.1.1994 Pat.zahl	22.4.1994 Pat.zahl	10.7.1994 Pat.zahl	13.10.1994 Pat.zahl	Gesamtzahl
A 1	13	10	16	12	51
A 2	5	4	1	5	16
A 3	0	5	1	1	7
A 4	3	3	2	2	10
A 5	0	0	0	0	0
A 6	0	0	0	0	0

Tab. 32: Beispielrechnung (Stichtagerhebung) zur PsychPV

Patient.kategorie	Patientenzahl	Arzt	Min.Wert mal Pat.zahl	Pflegekraft	Min.Wert mal Pat.zahl	Psychologe	Min.Wert mal Pat.zahl
A 1	51	207	10 557	578	29 478	29	1 479
A 2	16	257	4 112	1 118	17 888	12	192
A 3	7	82	574	376	2 632	110	770
A 4	10	132	1 320	734	7 340	57	570
A 5	0	154	0	198	0	107	0
A 6	0	114	0	51	0	83	0
Gesamt	84		16 563		57 338		3 011

Tab. 33: Ermittlung der Minutenwerte für Arzt, Pflegekraft und Psychologe

Die Berechnung:

Ärzte:
16 563 Minuten : 4 (Stichtage) = 4 140,75 Minuten
4 140,75 Minuten : 60 = 69,013 Stunden
60,013 Stunden : 30,8 Stunden (Nettoarbeitszeit) = 2,24 Stellen
(20 Prozent Ausfallzeit eingerechnet)

Krankenpflegepersonal:
57 338 Stunden : 4 = 14 334,5 + 5 000 = 19 334,5 Minuten
19 334,5 Minuten : 60 = 322,242 Stunden
322,242 Stunden : 30,94 Stunden (Nettoarbeitszeit) = 10,42 Stellen
(19,64 Prozent Ausfallzeit eingerechnet)

Diplompsychologen:
3 011 Minuten : 4 = 752,75 Minuten
752,75 Minuten : 60 = 12,546 Stunden
12,546 Stunden : 30,42 Stunden (Nettoarbeitszeit) = 0,41 Stellen
(21 Prozent Ausfallzeit eingerechnet)

Ermittlung der leitenden Stellen:
  Summe Ärzte: 2,241
+ Summe Diplompsychologen   0,412
_____
              =   2,653 : 8 = **0,332 leitende Ärzte**
                            = **leitende Pflegekräfte**

Diese Beispielrechnung gilt nur für den A-Bereich. Wenn man das auch für die Behandlungsgruppen S und G durchführt, erhält man die Stellenzahl für die gesamte Pflegedienstleitung.

3.6 Pflegepersonalbedarfsermittlung nach der PPR

3.6.1 Einleitung

Die Pflegepersonalregelung im Gesundheitstrukturgesetz 93 regelt die Maßstäbe zur Personalbemessung im **allgemeinen stationären Pflegebereich,** ohne in fachspezifische medizinische Disziplinen zu differenzieren. Sie gilt für die Zeit von **6.00 Uhr bis 20.00 Uhr** und beinhaltet eine 30minütige Übergabe zwischen Früh- und Spätdienst und vom Tag- zum Nachtdienst und deckt somit 14,5 Stunden vom Tage ab.

Die Nachtwachenpätze müssen extra berechnet und verhandelt werden.

Die Minutenwerte sind für ein Krankenhaus mit voller Zentralisation, ausreichender Vertikal- und Horizontalverbindungen und einem integrierten Hol- und Bringedienst festgelegt worden.

Ein Personalmehrbedarf durch ungenügende Zentralisation u.ä. muß berechnet, begründet und verhandelt werden, um ihn mit einem Zuschlag auf die Minutenwerte abzudecken. Desgleichen können Zuschläge bei besonderen Behandlungsschwerpunkten geltend gemacht werden und wenn die Minutenwerte zur Mindestbesetzung nicht ausreichen. Zusätzlich muß der Ausfall statistisch erfaßt und mit den Kostenträgern verhandelt werden.

Die Minutenwerte ergeben sich in der Erwachsenen- und Kinderkrankenpflege aus den *Pflegestufen* und den *Patientengruppen* (siehe nachfolgende Tabellen).
Die Pflegestufen beinhalten die allgemeine und spezielle Pflege und werden in drei Leistungsarten unterschieden. Durch Kombination der Leistungen in der allgemeinen und speziellen Pflege gibt es neun Kategorien oder Patientengruppen, die mit bestimmten Minutenwerten in der Erwachsenenpflege versehen sind.

Allgemeine Pflege	Spezielle Pflege
A 1 Grundleistungen	**S 1 Grundleistungen**
A 2 Erweiterte Leistungen	**S 2 Erweiterte Leistungen**
A 3 Besondere Leistungen	**S 3 Besondere Leistungen**

Tab. 34: PPR Pflegestufen

3.6.2 Plegepersonalbedarfsermittlung nach der PPR in der Erwachsenenpflege

	A 1 Grundleistungen	A 2 Erweiterte Leistungen	A 3 Besondere Leistungen
S 1 Grundleistungen	A 1 / S 1	A 2 / S 1	A 3 / S 1
S 2 Erweiterte Leistungen	A 1 / S 2	A 2 / S 2	A 3 / S 2
S 3 Besondere Leistungen	A 1 / S 3	A 2 / S 3	A 3 / S 3

Tab. 35: PPR Patientengruppen in der Erwachsenenpflege

Gruppe	Min.Wert	Gruppe	Min.Wert	Gruppe	Min.Wert
A 1 / S 1	52	A 2 / S 1	98	A 3 / S 1	179
A 1 / S 2	62	A 2 / S 2	108	A 3 / S 2	189
A 1 / S 3	88	A 2 / S 3	134	A 3 / S 3	215

Tab. 36: PPR Minutenwerte in der Erwachsenenpflege

Zusätzlich erhält man für

- eine Krankenhausaufnahme und Verlegung zusammen   **70 Minuten**
- je Patient und Tag (Pflegegrundwert)   **30 Minuten**
- jedes zu versorgende gesunde Neugeborene   **110 Minuten**
- tagesklinische und Stundenfälle jeweils   **halbe Minutenwerte**

Aus diesen Minutenwerten berechnet man den Pflegepersonalbedarf.

Zur Berechnung des Personalsbedarfs werden alle Minutenwerte addiert und die Gesamtminutensumme (PZA) durch die Nettoarbeitszeit einer Pflegekraft dividiert (im folgenden Beispiel für vier Wochen). Sie können auch den Gesamt-PZA durch die Bruttoarbeitszeit dividieren und mit dem entsprechenden Ausfallfaktor multiplizieren.

Beispiel: Eine 30-Betten-Station hatte im Monat Februar laut Statistik aus der Zuordnung in der Anlage 5 die in der nachfolgenden Tabelle aufgeführten Zahlen erhalten (PT = Pflegetage):

A 1 / S 1	415 PT	A 2 / S 1	112 PT	A 3 / S 1	8 PT
A 1 / S 2	115 PT	A 2 / S 2	61 PT	A 3 / S 2	4 PT
A 1 / S 3	85 PT	A 2 / S 3	36 PT	A 3 / S 3	4 PT

Zusätzliche Faktoren:
+ 22 Krankenhausaufnahmen
+ Pflegezeitaufwand für tagesklinische Patienten und Stundenfälle
= 212 Minuten. Der Ausfall betrug 20 Prozent.

Nehmen wir an, daß der Februar mit einem Montag begann, dann können wir genau von vier Wochen ausgehen und viermal die wöchentliche Bruttoarbeitszeit von 38,5 Stunden zugrunde legen.

Berechnung des Beispiels:

1. Schritt:
Ermittlung der Gesamtminutenwerte in den A+S-Bereichen

Die Minutenwerte in den Patientengruppen werden mit den Pflegetagen der Patienten laut Zuordnung im Zeitraum von vier Wochen multipliziert. Die Summen aus allen Patientengruppen addiert zum Gesamtminutenwert A+S-Bereich (ist in Tabelle 37 schon erfolgt).

	Minutenwerte	Pflegetage	Gesamtwert Minuten
A 1 / S 1	52	415	21 580
A 1 / S 2	62	115	7 130
A 1 / S 3	88	85	7 480
A 2 / S 1	98	112	10 976
A 2 / S 2	108	61	6 588
A 2 / S 3	134	36	4 824
A 3 / S 1	179	8	1 432
A 3 / S 2	189	4	756
A 3 / S 3	215	4	860
Summe		**840**	**61 626**

Tab. 37: Berechnung der Minutenwerte im A+S-Bereich

Pflegezeitaufwand in den A+S-Bereichen zusammen = **61 626 Minuten**

2. Schritt:
Ermittlung des Gesamtpflegezeitaufwands

Minutenwerte aus den A+S-Bereichen plus Krankenhausaufnahmen mal 70 Minuten plus Pflegetage mal 30 Minuten plus Minutenwerte für tagesklinische Patienten und Stundenfälle.

A+S-Bereich	Minutenwerte	gesamt	61 620 Min.
Pflegegrundwert	840 Pflegetage	30 Min.	25 200 Min.
Fallwert	22 Krankenhaus-Aufnahmen	70 Min.	1 540 Min.
ges. Neugeb.	0	110 Min.	0 Min.
Studenfälle	5	½ Min.Wert	212 Min.
Gesamt-PZA			**88 578 Min.**

Tab. 38: Ermittlung des Gesamtpflegezeitaufwands

3. Schritt:
Ermittlung des Personalbedarfs

Man berechnet die Nettoarbeitszeit in Minuten für vier Wochen, dann teilt man den Gesamt-PZA durch die Netto-Arbeitszeit (NettoAZ) einer Pflegekraft (4 Wochen).

38,5 Stunden minus 20 Prozent = 38,5 Stunden
38,5 Stunden minus 7,7 = 30,8 Stunden (wöchentliche NettoAZ)
4 Wochen mal 30,8 Stunden = 123,2 Stunden
bzw. in Minuten: 123,2 Stunden mal 60 = 7 392 Minuten
(NettoAZ für vier Wochen)

Rechnung:

$$\frac{88\ 578\ \text{Minuten (PZA)}}{7\ 392\ \text{Minuten (NettoAZ)}} = \mathbf{11,98\ Stellen}\ (\text{ohne Nachtwachen})$$

Aus den im Beispiel angegebenen Daten läßt sich einiges mehr berechnen, wie beispielsweise der Pflegeaufwand pro Patient und Tag, die durchschnittliche Belegung oder die prozentuale Aufteilung der Patienten in den einzelnen Patientengruppen. Diese Berechnungen aber werden an Hand von Beispielen in dem Abschnitt „ statistische Berechnungen" behandelt.

3.6.3 Pflegepersonalbedarfsermittlung nach der PPR in der Kinderkrankenpflege

In der Kinderkrankenpflege sind die Pflegegruppen identisch mit der Erwachsenenpflege. Bei den Patientengruppen wird unterschieden zwischen Frühgeborenen, kranken Neugeborenen und Säuglingen (**F**), Kleinkindern (**K**), sowie Schulkindern und Jugendlichen (**J**). Diese Unterscheidungen führen zu 27 Kategorien.

Allgemeine Pflege Spezielle Pflege	KA 1 Grundleistungen	KA 2 Erweiterte Leistungen	KA 3 Besondere Leistungen
KS 1 **Grund-** **leistungen**	KA 1-F / KS 1 KA 1-K / KS 1 KA 1-J / KS 1	KA 2-F / KS 1 KA 2-K / KS 1 KA 2-J / KS 1	KA 3-F / KS 1 KA 3-K / KS 1 KA 3-J / KS 1
KS 2 **Erweiterte** **Leistungen**	KA 1-F / KS 2 KA 1-K / KS 2 KA 1-J / KS 2	KA 2-F / KS 2 KA 2-K / KS 2 KA 2-J / KS 2	KA 3-F / KS 2 KA 3-K / KS 2 KA 3-J / KS 2
KS 2 **Besondere** **Leistungen**	KA 1-F / KS 3 KA 1-K / KS 3 KA 1-J / KS 3	KA 2-F / KS 3 KA 2-K / KS 3 KA 2-J / KS 3	KA 3-F / KS 3 KA 3-K / KS 3 KA 3-J / KS 3

Tab. 39: PPR Patientengruppen in der Kinderkrankenpflege

KA 1-F / KS 1	113	KA 2-F / KS 1	149	KA 3-F / KS 1	236
KA 1-K / KS 1	118	KA 2-K / KS 1	153	KA 3-K / KS 1	230
KA 1-J / KS 1	54	KA 2-J / KS 1	116	KA 3-J / KS 1	188
KA 1-F / KS 2	162	KA 2-F / KS 2	198	KA 3-F / KS 2	285
KA 1-K / KS 2	167	KA 2-K / KS 2	202	KA 3-K / KS 2	279
KA 1-J / KS 2	103	KA 2-J / KS 2	165	KA 3-J / KS 2	237
KA 1-F / KS 3	238	KA 2-F / KS 3	274	KA 3-F / KS 3	361
KA 1-K / KS 3	243	KA 2-K / KS 3	278	KA 3-K / KS 3	355
KA 1-J / KS 3	179	KA 2-J / KS 3	241	KA 3-J / KS 3	313

Tab. 40: PPR Minutenwerte in der Kinderkrankenpflege

Zusätzlich wird für:
jede Krankenhausaufnahme ein Fallwert von **45 Minuten**
und ein Pflegegrundwert (pro Patient und Tag) von **33 Minuten**
berechnet.

Die Personalbedarfsberechnung erfolgt analog zur Erwachsenenpflege. Zu den Minutenwerten aus den Patientengruppen werden die Krankenhausaufnahmen mit je 45 Minuten und die Pflegetage mit je 33 Minuten (Pflegegrundwerte) addiert. Danach wird der Gesamtpflegezeitaufwand durch die Nettoarbeitszeit einer Mitarbeiterin/eines Mitarbeiters geteilt.

Zur Vollständigkeit der Berechnungen:

Nach der PPR kann oberhalb der Stationsleitung für 80 Pflegekräfte eine leitende Krankenpflegeperson – außer der Pflegedienstleitung – eingerechnet werden (für die Erwachsenen- und Kinderkrankenpflege).

Das gilt nur für den Pflegedienst im Normalpflegebereich einschließlich der Nachtwachen. Ausgeschlossen ist die Zahl der Mitarbeiter im Funktionspflegebereich und auf den Intensivstationen.

3.7 Pflegepersonalbedarfsermittlung im Intensivpflegebereich

3.7.1 Einleitung

Zur Ermittlung des Personalbedarfs für Intensiveinheiten gibt es drei Berechnungsarten:
1. die Arbeitsplatzmethode (siehe 3.3),
2. die Berechnung mit Anhaltszahlen und
3. die Berechnung mit Minutenwerten.

Die beiden letzten Möglichkeiten werden vorgestellt und verglichen.

Bei beiden Berechnungsarten muß zuvor die Anzahl der Patienten ermittelt werden, die zur *Intensivüberwachung* und zur *Intensivbehandlung* gerechnet werden.

Laut DKG (Deutsche Krankenhaus Gesellschaft) ist
Intensivüberwachung die Pflege und Überwachung von Frischoperierten nach großen Eingriffen und von Schwerstverletzten und Schwerkranken bis zur Überwindung der kritischen Phase der Erkrankung.

Intensivbehandlung die Pflege und Behandlung von Schwerkranken und Schwerverletzten sowie Vergifteten, deren vitale Funktionen gestört oder gefährdet sind und durch besondere Maßnahmen wiederhergestellt oder aufrechterhalten werden müssen.

Zusätzlich kann ein Zuschlag für **geleistete Beatmungsstunden** berechnet werden, wenn jeweils eine genaue Vorjahresstatistik geführt wurde. In diesem Fall muß die ermittelte Beatmungszeit in Form von belegten Betten von den belegten Intensivbehandlungsbetten abgezogen werden, damit sie nicht doppelt berücksichtigt werden.

Die Verweildauer der Patienten auf Intensivstationen ist erfahrungsgemäß sehr unterschiedlich; manchmal beträgt sie nur einige Stunden oder Minuten. Diese Kurzzeitlieger können aber viel Aufwand verursachen (Reanimation, Beatmung usw.). Sie erscheinen häufig nicht in der

Mitternachtsstatistik und würden dann nicht für die Personalbedarfsermittlung erfaßt, wenn man nicht einen Korrekturfaktor eingebaut hätte.

*Bei der Berechnung der durchschnittlich belegten Betten werden nicht
nur die Pflegetage, sondern auch die Anzahl der Fälle berücksichtigt.*

3.7.2 Berechnung mit Anhaltszahlen

Bei der **Intensivüberwachung** geht man von folgendem Verhältnis aus:
1 Kraft pro 1,0 Betten pro 24 Stunden (Bandbreite 0,86 – 1,67).

Bei der **Intensivbehandlung** geht man von folgendem Verhältnis aus:
1 Kraft pro 0,43 Betten pro 24 Stunden (Bandbreite 0,41 – 0,55).

Bei **Beatmungspatienten** geht man entweder von der Anhaltszahl
1 Kraft pro 0,40 Betten pro 24 Stunden
oder davon aus, daß eine Kraft pro Tag 1,5 Beatmungspatienten versorgen kann. Daraus ergibt sich eine Kennzahl von **3 000** (etwa die Brutto-
jahresarbeitszeit von 1,5 Mitarbeitern).

Beispiel: Die Statistik im Jahre 1993 ergab insgesamt 650 Fälle mit
2 444 Pflegetagen. 70 Prozent wurden mit einer durchschnittlichen Belegung von 2,8 Tagen intensiv überwacht und 30 Prozent intensiv behandelt. Der Ausfall betrug 20 Prozent. Die
Beatmungsstatistik wies 18 000 Beatmungsstunden bei einer
durchschnittlichen Verweildauer von 7,5 Tagen auf.

Folgende Schritte sind zur Berechnung des Pflegepersonalbedarfs erforderlich:

1. Schritt:
*Ermittlung der Anteile von Patienten in der Intensivüberwachung und
Intensivbehandlung*

Intensivüberwachung:
Von 650 Fällen waren 70 Prozent Überwachungspatienten mit einer durchschnittlichen Verweildauer von 2,8 Tagen.

$$\frac{650 \times 70}{100} = \textbf{455 Fälle}$$

$$455 \times 2,8 \text{ Tage} = \textbf{1 274 Pflegetage}$$

Intensivbehandlung:
Von 650 Fällen waren 30 Prozent Behandlungspatienten. Wie lang ist die durchschnittlichen Verweildauer?
Dazu teilt man restlichen Pflegetage durch die Fälle.

$$\frac{650 \times 30}{100} = \textbf{195 Fälle}$$

$$195 \times 6 \text{ Tage} = \textbf{1 170 Pflegetage}$$

1 170 Pflegetage : 195 Fälle = 6 Tage durchschnittliche Verweildauer

Es wurden also für die
Intensivüberwachung **455 Fälle plus 1 274 Pflegetage** und die
Intensivbehandlung **195 Fälle plus 1 170 Pflegetage** ermittelt.

2. Schritt:
Berechnung der durchschnittlich belegten Betten

Zählen Sie die Pflegetage und Fälle zusammen und teilen Sie das Ergebnis durch 365 Tage.

Intensivüberwachung:

$$\frac{455 \text{ Fälle} + 1\ 274 \text{ Pflegetage}}{365 \text{ Tage}} = \textbf{4,74 belegte Betten}$$

Intensivbehandlung:

$$\frac{195 \text{ Fälle} + 1\ 170 \text{ Pflegetage}}{365 \text{ Tage}} = \textbf{3,74 belegte Betten}$$

3. Schritt:
Ermittlung des korrigierten Ausfallfaktors über die Ausfallquote und über den schon eingerechneten Ausfall von 15 Prozent

Ausfallquote 20 Prozent, Ausfallfaktor [100 : (100-20)] = 1,25, korrigierter Ausfallfaktor (1,25 : 1,176) = 1,06.

4. Schritt:
Berechnung der Planstellen für die Intensivüberwachung und Intensivbehandlung

Intensivüberwachung:

Formel:
Belegte Betten geteilt durch 1,0 mal korrigierter Ausfallfaktor
gleich Planstellen

$$\frac{4{,}74 \text{ (belegte Betten)} \times 1{,}06 \text{ (korr. Ausfallfaktor)}}{1{,}0 \text{ (Anhaltszahl)}} = \textbf{5,02 Planstellen}$$

Intensivbehandlung:

Formel:
Belegte Betten geteilt durch 0,43 mal korrigierter Ausfallfaktor
gleich Planstellen

$$\frac{3{,}74 \text{ (belegte Betten)} \times 1{,}06 \text{ (korr.Ausfallfaktor)}}{0{,}43 \text{ (Anhaltszahl)}} = \textbf{9,22 Planstellen}$$

Ohne Berücksichtigung der Beatmungsstunden wäre der Personalbedarf auf der Intensivstation (5,02 + 9,22) = **14,24 Planstellen.**

Die Ermittlung des Personalbedarfs *bei Berücksichtigung* der Beatmungsstunden wird im fünften Schritt durchgeführt.

5. Schritt:

Umrechnung von Beatmungsstunden in durchschnittlich belegte Betten

Diese Betten werden von den Intensivbehandlungsbetten abgezogen, damit sie nicht doppelt berücksichtigt werden.

Die Beatmungsstunden im Jahr müssen durch 24 Stunden geteilt werden. Das ergibt die Beatmungstage pro Jahr, diese teilt man durch die durchschnittliche Verweildauer, dann erhält man die Beatmungsfälle.

Beatmungstage plus Beatmungsfälle, geteilt durch 365 Tage, ergeben die belegten Beatmungsbetten.

1. Rechnung (Beatmungstage)

$$\frac{18\ 000 \text{ Stunden}}{24 \text{ Stunden}} = 750 \text{ Beatmungstage}$$

2. Rechnung (Beatmungsfälle)

$$\frac{750 \text{ Beatmungstage}}{7,5 \text{ Tage Verweildauer}} = 100 \text{ Beatmungsfälle}$$

3. Rechnung (belegte Beatmungsbetten)

$$\frac{750 \text{ Beatmungstage} + 100 \text{ Fälle}}{365 \text{ Tage}} = 2,33 \text{ belegte Beatmungsbetten}$$

6. Schritt:

Nun muß man die belegten Beatmungsbetten von den belegten Intensivbehandlungsbetten abziehen und die verbleibenen Behandlungsbetten erneut in Planstellen umrechnen.

$$
\begin{array}{l}
3,74 \text{ Behandlungsbetten} \\
- \ 2,33 \text{ Beatmungsbetten} \\
\hline
= 1,41 \text{ Behandlungsbetten (bleiben übrig)}
\end{array}
$$

$$\frac{1,41 \text{ Behandlungsbetten} \times 1,06}{0,43} = \mathbf{3,48 \text{ Planstellen}} \ (\text{ aufgerundet})$$

Die 3,48 Planstellen sind für die übrig gebliebenen Behandlungsbetten ermittelt worden.

7. Schritt:
Jetzt werden die Planstellen für die 18 000 Beatmungsstunden ermittelt.

Die Beatmungsstunden teilt man entweder durch die Anhaltszahl 3 000 und multipliziert mit 1,25 (Ausfallfaktor), weil der Ausfall ist nicht eingerechnet ist oder
man berechnet den Personalbedarf, indem man die Beatmungsbetten durch die Anhaltszahl 0,40 teilt und mit dem korrigierten Ausfallfaktor multipliziert.

Die **Anhaltszahl 3 000** besagt:
Eine Pflegekraft kann 1,5 Beatmungspatienten in 24 Stunden versorgen. Daraus resultiert, daß die Beatmungsstunden durch die ungefähre Bruttoarbeitszeit von 1,5 Pflegekräften geteilt werden.

Rechnung (mit der Anhaltszahl 3000):

$$\frac{18.000 \times 1,25}{3\ 000} = 7,5 \text{ Stellen für Beatmungsbetten}$$

Rechnung (mit der Anhaltszahl 0,40):

$$\frac{2,33 \text{ Beatmungsbetten} \times 1,06 \text{ (korr.Ausfallfaktor)}}{0,40 \text{ (Anhaltszahl)}} = 6,17 \text{ Planstellen}$$

Sie sehen, daß Sie mit den verschiedenen Anhaltszahlen zu unterschiedlichen Ergebnissen kommen. Für den nächsten Rechenschritt wird das Ergebnis aus der Rechnung mit der Anhaltszahl 3 000 verwendet.

Wir haben also jetzt
5,02 Stellen für Intensivüberwachung
3,48 Stellen für die Intensivbehandlung und
7,50 Stellen für die Beatmungspatienten ermittelt.

8. Schritt:
Addition der errechneten Planstellen für die Planstellen für die Intensivüberwachung, Intensivbehandlung und für Beatmungspatienten

$$5,02 + 3,48 + 7,5 = 16$$

16 Planstellen sind für diese Beispiel-Intensivstation mit der Anhaltszahl 3 000 unter Berücksichtigung der jährlichen Beatmungsstunden errechnet worden.

3.7.3 Berechnung mit Minutenwerten

In einigen Krankenhäusern wird der Personalbedarf für die Intensivstation mit Minutenwerten ermittelt. Diese entstammen dem DKG-Konzept aus dem Jahre 1984. Die Minutenwerte betragen für

Intensivüberwachung
pro Tag und Patient 280 Minuten (Bandbreite 175 – 350)

Intensivbehandlung
pro Tag und Patient 560 Minuten (Bandbreite 525 – 700)

Beatmungspatienten
pro Tag und Patient 700 Minuten, auch bis zu 900 Minuten

Nehmen wir das vorherige Beispiel:
Eine Intensivstation mit 455 Fällen und 1 274 Pflegetagen **Intensivüberwachung**, 95 Fällen mit 420 Pflegetagen **Intensivbehandlung** und 100 Beatmungsfällen mit 750 Pflegetagen bei **Beatmungspatienten** und mit 18 000 Beatmungsstunden.

In der Berechnung mit Minutenwerten ermitteln Sie zuerst die Berechnungstage in den drei Kategorien, die sich aus den Fällen plus Pflegetagen ergeben.
Dann multiplizieren Sie die Berechnungstage mit den Minutenwerten und teilen die addierten Werte durch die Nettoarbeitszeit einer Pflegekraft (in Minuten).

1. Schritt:
Ermittlung der Berechnungstage für die Intensivüberwachung, Intensivbehandlung und Beatmungen

Intensivüberwachung:
455 Fälle + 1 274 Pflegetage = 1 729 Berechnungstage

Intensivbehandlung:
95 Fälle + 420 Pflegetage = 515 Berechnungstage

Beatmung:
100 Fälle + 750 Pflegetage = 850 Berechnungstage

2. Schritt:
Ermittlung der Gesamtminutenwerte (PZA)

Die Berechnungstage (BT) werden mit den entsprechenden Minutenwerten multipliziert und die Summen addiert.

Intensivüberwachung:
1729 BT × 280 Minuten = 484 120 Minuten

Intensivbehandlung:
515 BT × 560 Minuten = 288 400 Minuten

Beatmung:
850 BT × 700 Minuten = 595 000 Minuten

Der Gesamt-Pflegezeitaufwand
484.120 + 288.400 + 595.000 = **1 376 520 Minuten**

3. Schritt:
Berechnung der Planstellen

Der Gesamt-PZA wird durch die Nettoarbeitszeit einer Pflegekraft dividiert. Die Nettoarbeitszeit ergibt sich aus der Jahresarbeitszeit (JAZ) abzüglich Ausfall (JAZ 1993 = 1 925 Stunden minus 20 Prozent = 1 540 Stunden Nettoarbeitszeit; 1 540 Stunden mal 60 = 92.400 Minuten)

$$\frac{1\ 376\ 520\ \text{PZA}}{92\ 400\ (\text{NettoAZ})} = \textbf{14,89 Planstellen}\ (\text{mit Minutenwerten})$$

Bei der Rechnung mit den Anhaltszahlen errechneten wir 16 Planstellen im Gegensatz zur Rechnung mit Minutenwerten (14,89 Stellen). Bei der anfangs erwähnten Bandbreite werden unterschiedliche Minutenwerte – auch durch Vereinbarungen mit den Kassen – der Pflegepersonalbedarfsermittlung zugrunde gelegt.

Möglicherweise müssen wir uns aber mit einer neuen Berechnungsart auseinandersetzen, da durch die Bundespflegesatzverordnung 1995 die zukünftige Grundlage wie folgt aussieht:

Ich zitiere die BPflVO 95:
„§ 13 (Tagesgleiche Pflegesätze) Abs. 2
…Für fachübergreifende Abteilungen der Intensivmedizin, die ausschließlich oder vorwiegend Aufgaben der Intensivbehandlung wahrnehmen und regelmäßig auch Patienten anderer Krankenhäuser versorgen, kann ein **Abteilungspflegesatz** vereinbart werden." (Hervorhebung durch den Verfasser).

Wir müssen also erst die neue Praxis abwarten, ob man nach 1995 den Personalbedarf von Intensiveinheiten anders berechnen muß.

3.8 Pflegepersonalbedarfsermittlung im Funktionsdienst

3.8.1 Einleitung

Bei der Ermittlung des Pflegepersonalbedarfs in den Funktionsbereichen, wie Operationsdienst, Anästhesie, Ambulanz, Endoskopie, Dialyse u.a. wird teilweise heute noch mit Anhaltszahlen aus dem Jahre 1974 (Bölke, DKG-empfohlen) gerechnet, während andere Häuser mehr und mehr dazu übergehen, mit Leistungszahlen, die statistisch ermittelt werden, zu rechnen.

Bei der Berechnung mit Anhaltszahlen hatte die DKG (nach Erhebungen in verschiedenen Krankenhäusern) die durchschnittliche Zeit von Leistungen ermittelt, die Leistungszahl und -zeit auf eine Pflegekraft bezogen und in Stellen umgerechnet. Bei der neueren Methode der Leistungserfassung, die unter einer möglichst optimalen Ablauforganisation durchgeführt werden sollte, werden die Leistungszahlen und Leistungszeiten statistisch pro Jahr erfaßt und durch die Nettoarbeitszeit (Jahr) einer Pflegekraft dividiert. Diese Methode ist genauer und individueller.

Im Kapitel „Operationsdienst" wird die Berechnungsform mit Anhaltszahlen zwar vorgestellt, aber die Leistungserfassungsmethode zur Bedarfsermittlung zugrunde gelegt.

Da in den meisten Funktionsbereichen die Formel zur Personalbedarfsermittlung gleich ist, beschränke ich mich auf folgende Berechnungen:

- im Operationsdienst
- in der Anästhesie
- im Aufwachraum
- in der Zentralsterilisation
- für die Hebammen und
- für die Dialyseabteilung

In der Broschüre des DKI (Plücker 1993) werden für alle Funktionsbereiche Anhaltszahlen der hessischen DKG (Bölke) aufgeführt.

3.8.2 Pflegepersonalbedarfsermittlung im Operationsdienst

Die Anhaltszahlen der DKG für den Operationsdienst beruhen auf der Auslastung einer bestimmten Anzahl von Op.-Tischen, an denen gleichzeitig operiert wird. Dabei geht man davon aus, daß bei einer Regelzeit von acht Stunden Op.-Zeit während fünf Stunden operiert wird.

Die restliche Zeit (Nebenzeit) dient der Vor- und Nachbereitung der Op.-Räume, so wie den patientenbezogenen Rüstzeiten.

Die Zahl der zu berücksichtigenden Op.-Tische wird aus der Schnitt-Nahtzeit im Regeldienst ermittelt, die durch fünf Stunden oder 300 Minuten mal Arbeitstage im Jahr geteilt wird.

$$\frac{\text{Schnitt-Nahtzeit mal Arbeitstage}}{5 \text{ Stunden (bzw. 300 Minuten)}} = \text{Op.-Tische(n)}$$

Op.-Tische (n) × 2 ergibt die benötigten Stellen bei einem Gleichzeitigkeitsfaktor von zwei.

Dabei schnitten allerdings die Operationsabteilungen besser ab, die längerdauernde Operationen durchführten. Dauerte beispielsweise eine Gefäßoperation fünf Stunden, war der Op.-Tisch nach dieser Formel ausgelastet, obwohl nur *eine* sogenannte Nebenzeit anfiel. Weiterhin mußte bedacht werden, daß bei den unterschiedlichsten Operationen die patientenbezogenen Rüstzeiten stark differieren (z.B. von einer Herniotomie zu einem Herzklappenersatz).

Man kann auch die Personalbedarfsermittlung über die Leistungen im OP ermitteln.
Grundlage ist die genaue Erfassung der Schnitt-Nahtzeiten, der saalbezogenen Vor- und Nachbereitungszeiten und den speziellen patientenbezogenen Rüstzeiten aller Operationen (z.B. Anästhesieprotokolle) bei optimaler Ablauforganisation. Weiterhin wird der Gleichzeitigkeitsfaktor berücksichtigt, der besagt, daß für jede Operation zwei Pflegekräfte erforderlich sind.

Daraus kann man folgende Formel ableiten:

$$\frac{\text{Schnitt-Nahtzeiten} + \text{Nebenzeiten (Jahr)} \times 2}{\text{Nettoarbeitszeit (1 Pflegekraft/Jahr)}} = \text{Pflegepersonalbedarf}$$

Beispiel: Bei 2 400 Operationen fiel eine gesamte Schnitt-Nahtzeit von 3 400 Stunden an. Die durchschnittlich ermittelte Nebenzeit war für je Operation 55 Minuten. Ausfall 20 Prozent.

Rechnung:

1. Schritt:
Ermittlung der gesamten Leistungszeit

Anzahl der Operationen mal durchschnittliche Nebenzeit in Minuten, plus Schnitt-Nahtzeiten in Minuten.

2 400 Op.'s × 55 Minuten	= 132 000 Minuten
+ 3 400 Stunden × 60 Minuten	= 204 000 Minuten
Gesamtzeit	= 336 000 Minuten

2. Schritt:
Berechnung des Pflegepersonalbedarfs

Die Gesamtminutenzeit wird durch die Nettoarbeitszeit einer Pflegekraft geteilt und mit zwei (Gleichzeitigkeitsfaktor) mal genommen.

Berechnung der Nettoarbeitszeit (NettoAZ)

Nettoarbeitszeit pro Pflegekraft pro Jahr **(1993)**
= (1 925 Stunden – 385 (= 20% der NettoAZ)) mal 60 = 92 400 Minuten)

Berechnung der Planstellen

$$\frac{336\,000 \text{ Minuten}}{92\,400 \text{ Minuten}} = 3{,}652$$

3,652 × 2 Pflegekräfte = **7,3 Planstellen**

3.8.3 Pflegepersonalbedarfsermittlung in der Anästhesie

Die Berechnung des Pflegepersonalbedarf in der Anästhesie erfolgt analog zum Operationsdienst. Hier fallen allerdings andere Nebenzeiten an, wie Vorlaufzeit, Ein- und Ausschleusen, Ein- und Ausleiten, Verteil- und Wartezeit und saalbezogene Nachrüstzeit. In der Anästhesie wird beim Pflegedienst mit einer Pflegekraft pro Op.-Tisch gerechnet. Auch hier können zwei Formeln angewandt werden.

1. Formel:
Op.-Tische (n) mal Anästhesiezeit (pro Woche) geteilt durch 25 Stunden pro Woche plus Ausfallzeit

$$\frac{\text{Op.-Tisch} \times \text{Schnitt-Nahtzeiten} + \text{Nebenzeiten} \times \text{Ausfallfaktor}}{25 \text{ Stunden pro Woche}} = \text{Stellen}$$

oder

2. Formel:
Schnitt-Nahtzeiten plus anästhesiologische Nebenzeiten im Jahr geteilt durch die Nettoarbeitszeit einer Pflegekraft.

$$\frac{\text{Schnitt-Nahtzeiten} + \text{Nebenzeiten (Jahr)}}{\text{Nettoarbeitszeit (Jahr)}} = \text{Planstellen in der Anästhesie}$$

3.8.4 Pflegebedarfsermittlung im Aufwachraum

Häufig wird der Aufwachraum von den Pflegekräften der Anästhesie mitbetreut, sodaß sie eine entsprechende Stellenplanerhöhung benötigen. Zur genauen Berechnung dieser Stellen ist eine Aufwachstatistik sehr hilfreich, da aus den Aufwachzeiten, geteilt durch die Nettoarbeitszeit einer Pflegekraft, sich der exakte Bedarf ermitteln läßt.

$$\frac{\text{Aufwachzeit (gesamtes Jahr)}}{\text{Nettoarbeitszeit (Jahr)}} = \text{Planstellen}$$

Häufig wird aber die Arbeitsplatzmethode mit folgenden Determinanten angewandt:

- Besetzung in Stunden pro Tag
- Besetzung an Tagen in der Woche

Dann erfolgt die Berechnung (wie in Kapitel 3.4) nach der Arbeitsplatzmethode.

$$\frac{\text{Stunden} \times \text{Op.-Tage (Jahr)}}{\text{Nettoarbeitszeit (Jahr)}} = \text{Planstellen}$$

3.8.5 Personalbedarfsermittlung in der Zentralsterilisation

Bei der Personalbedarfsermittlung in der Zentralsterilisation kann man von Anhaltszahlen ausgehen, von durchschnittlichen Minutenwerten für die Sterilisationsarbeiten oder die Arbeitsplatzmethode anwenden.

Bei den Anhaltszahlen geht man davon aus, daß man für 115 durchschnittlich belegte Betten eine Kraft braucht, wenn 60 Prozent der Betten zu den operativen Fächern gehören. Bei einem Anteil von 85 Prozent des operativen Anteils werden 71 Betten pro Kraft zugrunde gelegt. In diesem Falle ist die Rechnung mit Anhaltszahlen sehr einfach:

Anzahl der durchschnittlich belegten Krankenhausbetten geteilt durch 100, mal 60 oder 85, geteilt durch 115 oder 71 Betten, mal Ausfallfaktor ergibt den Personalbedarf.

Beispiel: 500 Betten, davon 60 Prozent Chirurgie, 20 Prozent Ausfall

$$\frac{500 \text{ Betten} \times 1{,}25 \text{ (Ausfallfaktor)}}{115 \text{ (Anhaltszahl)}} = \textbf{5,43 Stellen}$$

Die Berechnung mit Minutenwerten setzt eine genaue Ermittlung der Sterilisationszeiten für den OP, für die Stationen, den Kreißsaal sowie für die Röntgenabteilung, Endoskopie, Ambulanz usw. voraus, aber die Ermittlung der Minutenwerte für die Sterilisationsarbeiten ist sehr aufwendig. Außerdem müssen die Zeiten für das Säubern und Packen der Siebe und des sonstigen Sterilgutes bedacht werden, für die kontinuierlichen Funktions- und Keimkontrollen und für die Abhol- und Verteilzeiten des Sterilgutes.

Bei der Rechnung mit Minutenwerten würde die Formel lauten: Gesamtminutenwerte (aus allen Arbeiten im Jahr) geteilt durch die Nettoarbeitszeit einer Kraft pro Jahr.

$$\frac{\text{Gesamtminutenwerte (Jahr)}}{\text{Nettoarbeitszeit (1 Kraft/Jahr)}} = \text{Planstelle in der Zentralsterilisation}$$

3.8.6 Pflegepersonalbedarfsermittlung in der Dialyseabteilung

In einer Dialyseabteilung kann der Pflegepersonalbedarf mit den empfohlenen **Anhaltszahlen** (Arbeitsgemeinschaft für klinische Nephrologie 1979) wie folgt berechnet werden.

Eine Pflegekraft kann
- 20 stationäre oder Risiko-Zentrumsdialysen pro Monat,
- 15 Dialysen in der Intensivbehandlung pro Monat,
- 40 Dauer-Zentrumsdialysen oder
- 70 Limited-care (begrenzte) Dialysen pro Monat durchführen.

Außerdem wird bei chronischen Dialysen der **Schlüssel 1:375 pro Jahr** empfohlen, wobei der Ausfall noch nicht berücksichtigt ist.

Im Krankenhaus müssen bei dieser Berechnung die Art und Anzahl der Dialysen ermittelt werden. Für jede Dialyse-Kategorie (außer der chronischen Dialyse) gilt die Formel:

Anzahl der Dialysen (pro Monat) geteilt durch die entsprechende Anhaltszahl

Beispiel: Es fielen im Jahr (1993) 792 Dauer-Zentrumsdialysen an.

Rechnung:

$$\frac{792 \text{ Dauer-Zentrumsdialysen}}{12 \text{ Monate mal } 40} = \textbf{1,65 Stellen}$$

Für jede Dialyseart (außer der chronischen) berechnet man die Stellen nach dieser Formel.
Dann werden diese Stellen mit der ermittelten Stellenzahl für chronische Dialysen zusammengezählt.
So erhält man die gesamten Stellen für eine Dialysestation.

Die Berechnung der chronischen Dialysen veranschaulicht folgendes Beispiel.

Beispiel: Auf einer Dialysestation (5 Betten) wurden im Jahr 1993 2 500 chronische Dialysen durchgeführt. Der Ausfall betrug 17 Prozent.

Rechnung:
Dialysenzahl geteilt durch 375 (Anhaltszahl) plus Ausfall

$$\frac{2\,500}{375} = 6,66; \ 6,66 + 1,13 \text{ (wegen 17\% Ausfall)} = 7,79 \text{ Stellen.}$$

Eine andere Berechnungsmethode geht von **Minutenwerten für Dialysen** aus. 265 Minuten werden pro chronischer Dialyse (ohne Ausfall) zugrunde gelegt.

Die Rechnung erfolgt mit der Formel:

$$\frac{\text{Dialysen (Jahr)} \times \text{Minutenwert}}{\text{Nettoarbeitszeit (einer Pflegekraft pro Jahr)}} = \text{Planstellen}$$

$$\frac{2500 \text{ Dialysen} \times 265 \text{ Minuten}}{92\,400 \text{ NettoAZ pro Pflegekraft und Jahr}} = \textbf{8,60 Planstellen}$$

3.8.7 Personalbedarfsermittlung bei Hebammen und Entbindungspflegern

Nach der Vereinbarung der DKG mit den Spitzenverbänden der Krankenkassen werden für geburtshilfliche Abteilungen in Krankenhäuser bei mehr als 600 Geburten im Jahr pro Geburt ein Minutenwert von 780 Minuten zugrunde gelegt.

- Bei weniger, als 600 Geburten pro Jahr, wird vor Ort der Minutenwert individuell vereinbart.
- Der Minutenwert enthält keine Ausfallzeit. Sie wird im Krankenhaus statistisch ermittelt und mit den Vertragsparteien (Krankenhaus und Krankenkassen) vor Ort vereinbart.
- In den neuen Bundesländern wird der Personalbedarf unter Berücksichtigung der besonderen Verhältnisse vor Ort vereinbart.
- Diese Empfehlung ist erstmals im Pflegesatzzeitraum 1993 der Personalbemessung zugrunde zu legen.

Nach diesen Empfehlungen kann der Personalbedarf für eine geburtshilfliche Abteilung wie folgt berechnet werden:

Geburten im Jahr mal Minutenwert mal Ausfallfaktor, geteilt durch die Bruttoarbeitszeitarbeit einer Hebamme oder eines Entbindungspflegers.

Der Personalbedarf gilt für *24 Stunden am Tag*.

Die Formel lautet:

$$\frac{\text{Anzahl der Geburten} \times \text{Minutenwert} \times \text{Ausfallfaktor}}{\text{Bruttoarbeitszeit pro Kraft und Jahr}} = \text{Planstellen}$$

Beispiel: Eine geburtshilfliche Abteilung hatte 1993 insgesamt 2 574 Geburten, bei einem ermittelten und vereinbartem Ausfall von 17 Prozent (Ausfallfaktor 1,20).

Rechnung:

$$\frac{2\,574 \text{ Geburten} \times 780 \text{ Minuten} \times 1,20 \text{ (Ausfallfaktor)}}{1\,925 \text{ Stunden mal } 60 \text{ (JAZ in Minuten)}} = \textbf{20,86 Stellen}$$

Bei einer kleinen oder wenig frequentierten geburtshilflichen Abteilung bietet sich die Berechnung mit der Arbeitsplatzmethode an (Kap. 3.3).

Wenn die Hebammen/Entbindungspfleger im Kreißsaal nicht ausgelastet sind, können sie zu anderen Tätigkeiten wie Schwangerenvorsorge in der Ambulanz, Geburtenvorbereitung, Schwangerschaftsgymnastik und zu Tätigkeiten auch im Säuglingszimmer, soweit sie der Hygiene nicht entgegenstehen, herangezogen werden.

4. Statistische Berechnungen im Pflegebereich

4.1 Einleitung

Professionelles Pflegemanagement bedingt den Einsatz statistischer Erhebungen sowie deren Berechnungen und Auswertungen. Statistische Berechnungen werden im Pflegebereich unter anderem gebraucht bei der Ermittlung des gesamten Ausfalls, des gesamten Pflegepersonalbedarfs, bei der Zuordnung der Patienten in den Pflegekategorien, bei der internen Budgetierung, bei der Ermittlung der Pflegepersonalkosten, bei der Kosten- und Leistungskalkulation zu Pflegesatzverhandlungen und wenn organisatorische Mängel berechnet, dargestellt und beseitigt werden sollen.

Bei der Frage, warum Statistik notwendig ist, sollte man bedenken, daß die Statistik bei genauer Erfassung der Daten und sorgfältiger Auswertung eine wertvolle Entscheidungshilfe darstellt. Sie kann auch dazu dienen, bestimmte Ursachen und Zusammenhänge zu erkennen und zu belegen. Umgekehrt läßt sich sagen, daß eine ungenaue Erhebung und oberflächliche Auswertung negative Folgen haben kann.

Die Statistik im Pflegebereich kann monatliche, quartalsmäßige oder jährliche Datenmengen – differenziert nach Kategorien oder Gruppen – ordnen und auswerten, was zu Vergleichsmöglichkeiten führt.

Wenn Ihnen als Pflegedienstleitung Statistiken vorgelegt werden oder sie selbst Statistiken erheben und vorlegen, kann es notwendig sein, nach deren Glaubwürdigkeit zu fragen. Dabei können drei Fragen entscheidend helfen:

1. Was wurde untersucht? (Frage nach der Art der Untersuchung)
2. Was soll mit der Untersuchung erreicht werden? (Frage nach dem Sinn)
3. Auf welche Basisgröße beziehen sich die Ergebnisse? (Frage nach der Seriosität)

Wenn alle Fragen beantwortbar sind, können Sie mit der Statistik etwas anfangen. Zuletzt noch ein Hinweis: Um eine Statistik zu beginnen, ist es hilfreich, die *Aufgabenstellung präzise* zu formulieren. Das erleichtert die Vorbereitung und Durchführung von Erhebungen und Auswertungen und ist wissenschaftlicher, da sie nachvollziehbar und wiederholbar ist, jedenfalls mit den gleichen Statistikmethoden.

4.2 Kurze Einführung in die Statistik (Theoretischer Teil)

Die Einführung ist insoweit auf den Pflegebereich zugeschnitten, wie sie zum Verständnis der angewandten statistischen Methoden erforderlich ist. Die Statistikmethoden – beispielsweise von Sozialwissenschaftlern mit nicht metrisch meßbaren Werten und mit abhängigen und unabhängigen Variablen, mit Wahrscheinlichkeits- und Zufallsberechnungen – finden hier keine Berücksichtigung.

Statistische Untersuchungen basieren im Pflegemanagement auf Zahlen und Zahlenreihen, die mit mathematischen Methoden (Addieren, Multiplizieren, Dividieren, Substrahieren und Wurzelziehen) bearbeitet werden können. Anhand von Beobachtungen, Erhebungen und Messungen werden Daten gesammelt, in Tabellen geordnet, berechnet und ausgewertet. Diese Form der Statistik nennt man auch die **deskriptive** (beschreibende) **Statistik.** Sie steht im Gegensatz zur **Inferenzstatistik** (schließende Statistik), die von Stichproben auf bestimmte Dinge schließt und Vorhersagen versucht.

Weitere Statistikformen gehen davon aus, wieviele Zusammenhänge einbezogen werden:
- Die **univariate Statistik** ermittelt nur in einem Zusammenhang (z.B. Gehälter der Mitarbeiter)
- Die **bivariate Statistik** ermittelt in zwei Zusammenhängen (z.B. Gehälter und Funktion)
- Die **multivariate Statistik** ermittelt in drei oder mehreren Zusammenhängen (z.B. Gehälter, Funktion und Alter)

Entscheidend für die Art der Statistik ist das Meßniveau. Es ist abhängig von der Meßart und den Zahlenarten, mit denen man arbeitet.

- Beim **nominalen Meßniveau** werden Objekte willkürlich mit Zahlen versehen, ohne eine Rangordnung dabei einzuhalten (z.B. Rückennummern von Sportlern, Hausnummern, Nummern von Stadtteilen). Die Skalen, in denen nominale Zahlen eingeordnet werden, heißen **Nominalskalen,** sie sind für die PDL's eigentlich uninteressant.

- Beim **ordinalen Meßniveau** werden Objekte in einer Rangfolge mit Zahlen versehen und eingeordnet (z.B. Güteklassen, Zeugnisnoten, Stockwerke). Dabei kann die Rangordnung auch in Kategorien festgelegt werden, für die bestimmte Kriterien (Mindestanforderungen) definiert sind. Die Einordnung ordinaler Zahlen geschieht in der **Ordinalskala.** Sie sind für PDL's nur dann interessant, wenn sie Sozialforschung betreiben wollen (z.B. Motivation ihrer Mitarbeiter).

- Beim **metrischen Meßniveau** werden Objekte gemessen (z.B. Zeit, Größe, Umfang, Gewicht, Masse, Anzahl usw.) und eingeordnet. Die Skalen hierfür sind unterschiedlich je nach dem zu messenden Objekt. In der **Intervallskala** ermittelt man die Gleichheit von Differenzen, wie bei der Temperaturskala oder bei der Messung von Entfernungen und Zeiten. Zum Vergleichen von Verhältnissen wählt man die **Verhältnisskala,** wobei dann Aussagen möglich werden, wie: „ Objekt A hat doppelt soviel wie Objekt B".

Für die Pflegedienstleitung ist das metrische Meßniveau die Grundlage der Statistik, da sie mit **realen Zahlen** zu tun hat. Ein hohes Meßniveau ist für sie wichtig und liegt dann vor, wenn Zahlen und Objekte mit der Realität übereinstimmen.

Dies ist allerdings davon abhängig, mit welchen Zahlen man arbeitet. Unter anderem gibt es:

- **Verhältniszahlen:** Die Daten werden auf Verteilung und Abhängigkeiten untersucht (z.B. Fehlzeiten zu Überlastungszeiten und Arbeitsintensitäten).
- **Gliederungszahlen:** Sie beziehen sich auf das Verhältnis von einer oder mehreren Teilmengen zur Gesamtmenge (z.B. Prozentrechnung).

- **Häufigkeitszahlen:** Sie weisen nach, wie oft sich ein Ereignis in einem Zeitraum wiederholt. Dabei hat diese Feststellung wenig Aussagekraft, wenn nicht durch andere Daten eine relative Größe ermittelt wird (siehe Beziehungszahlen).
- **Beziehungszahlen** sind Zahlen, die nicht nur die Häufigkeit, sondern die Beziehung zu einer übergeordneten Ganzheit aufzeigen (z.B. Fehlzeiten zur Gesamtarbeitszeit).

Im Umgang mit Statistiken werden diese Klassifizierungen nicht immer deutlich. Wichtig sind sie aber dann, wenn man nach der Glaubwürdigkeit einer Statistik fragt.

Aufbereitung und Darstellung der Daten ist von Bedeutung, wenn man die selbst erstellte Statistik aus der Hand geben und damit argumentieren will. Es gibt folgende **Repräsentationsformen:**

- **Listen:** Daten werden unter- oder nebeneinander aufgelistet.
- **Tabellen:** Daten werden optisch in Gruppen und Kategorien übersichtlich geordnet, z.B. bei Aufzählungen und Datenreihen.
- **Diagramme:** Daten werden grafisch dargestellt, wodurch Abhängigkeiten von Datenmengen besser zum Ausdruck kommen. (Kreis-, Balkendiagramme und andere).
- **Koordinatensysteme:** Daten lassen sich in bestimmten Beziehungen (je Achse eine Beziehung) darstellen. Unter dem Faktor Zeit (horizontale Achse) werden z.B. Trends grafisch sichtbar.

Berechnungsformen:
In der Statistik arbeitet man mit verschiedenen Berechnungsformen, von denen einige anfangs schon erwähnt wurden. Zu den einfachen Berechnungsformen gehören die Grundrechenarten nebst Prozentrechnung. Komplizierter wird es, wenn wir Durchschnittswerte, Abweichungen und Varianzen berechnen wollen. Dazu arbeitet man mit folgenden Werten, die im einzelnen noch an Rechenbeispielen verdeutlicht werden.

- **Mittelwerte** sind Zahlen, die den Durchschnitt von Zahlenreihen bestimmen (arithmetisches Mittel, z.B. Durchschnittseinkommen). Sie sind aber nur dann nachvollziehbar, wenn man die Anzahl der Objekte oder der Einzelwerte und deren Verteilung bzw. deren Abweichung weiß.

- **Abweichung**: Es ist der Wert, um den ein Objekt oder Einzelwert vom Mittelwert abweicht. Ist der Mittelwert z.B. 10, weicht der Einzelwert 8 um den Wert 2 ab. Zur besseren Beurteilung von Abweichungen wird manchmal zusätzlich der Durchschnittswert der Abweichungen ermittelt.

- **Varianz:** Dieser Wert faßt alle Abweichungen von Objekten zusammen, indem die Abweichungen quadriert, d.h., mit sich sebst multipliziert werden. Die quadrierten Abweichungen werden addiert und durch die Anzahl der Objekte geteilt (bei der Rechnung mit Beispielen wird das deutlicher).

- **Standardabweichung oder Streuungsmaß:** Das ist der Wert, der die gesamten Abweichungen in einer kleineren Zahl wiedergibt. Aus der Varianz wird dazu die Quadratwurzel gezogen.

Die Praxis anhand von Beispielen:

1. Prozentrechnung

Wenn eine mengenmäßige Verteilung bestimmter Werte, bezogen auf die Gesamtmenge, ermittelt werden soll, findet die Prozentrechnung Anwendung. Dabei geht man grundsätzlich von der Formel aus: Teilmenge mal 100, geteilt durch die Gesamtmenge.

$$\frac{\text{Teilmenge} \times 100}{\text{Gesamtmenge}} = \text{Prozentzahl}$$

1. Beispiel: Von 134 Mitarbeitern haben am 1.August 22 Mitarbeiter gefehlt.

Rechnung:

$$\frac{22 \times 100}{134} = 16{,}42 \ \% \ \text{(aufgerundet)}$$

2. Beispiel: Von 134 Mitarbeitern sind vier Mitarbeiter über Kr.VII, 15 in Kr.VII, 16 in Kr.VI, 25 in Kr.V, 45 in Kr.IV und 29 unter Kr.IV eingestuft.
Wie ist die prozentuale Aufteilung?

Rechnung:

Gehen Sie jede Gruppe einzeln mit der Formel durch und addieren Sie alle Ergebnisse, sie müßten dann wieder 100 Prozent ergeben.

$$\frac{4 \times 100}{134} = 2,99\ \% \qquad \frac{15 \times 100}{134} = 11,19\ \% \quad \text{usw.}$$

Sinnvoller und übersichtlicher ist die Auflistung von Prozentwerten in einer Tabelle oder einem Diagramm (Kreis- oder Balkendiagramm).

über-Kr. VII	Kr. VII	Kr. VI	Kr. V	Kr. IV	unter Kr. IV	Gesamt
4	15	16	25	45	29	134
2,99 %	11,19 %	11,94 %	18,66 %	33,58 %	21,46 %	100 %

Tab. 41: Prozentuale Aufteilung

Wir können jetzt sagen, wieviel Prozent der Mitarbeiter in den verschiedenen Kategorien der Vergütungsgruppen enthalten sind. Leichte Differenzen entstehen durch das Auf- oder Abrunden der Prozentzahlen. Sie können sie auf ein Minimum reduzieren, wenn Sie mit mehreren Stellen hinter dem Komma rechnen.

Die Prozentrechnung können Sie auch bei der Ermittlung der Verteilung von Patienten auf die Pflegekategorien der A+S-Bereiche anwenden.

2. Der Mittelwert
   (arithmetisches Mittel oder Maß der zentralen Tendenz)

Aus der Summe von vielen Einzelwerten kann man den Durchschnittswert oder den Mittelwert berechnen. Die Formel zur Berechnung des Mittelwertes lautet:

Summe der Einzelwerte geteilt durch die Anzahl der Einzelwerte

Die mathematische Formel lautet

$$\text{Mittelwert } \bar{x} = \frac{\Sigma(\text{fi} \times \text{xi})}{n}$$

Die Symbole bedeuten: $\bar{x}$ = (x quer) = arithmetisches Mittel
Σ = Summe (griechisch von Sigma)
fi = Einzelwert
xi = Meßwert des Einzelwertes
n = Anzahl der Einzelwerte

Beispiel: Alter der Patienten
Auf der Station 2A liegen zwei Patienten von 58 Jahren, drei von 62 Jahren, einer von 65 Jahren, drei von 72 Jahren, zwei von 75 Jahren und einer von 83 Jahren. Wie hoch ist das Durchschnittsalter bzw. der Mittelwert?

Alle Jahresalter werden addiert und durch die Anzahl der Patienten geteilt. Es geht einfacher, wenn die Zahlen untereinander geschrieben werden.

Anzahl der Objekte		Alter		Summe der Werte
2	×	58	=	116
3	×	62	=	186
1	×	65	=	65
3	×	72	=	216
2	×	75	=	150
1	×	83	=	83
n = 12				816

Rechnung: 816 (Σ xi):12 (n) = **68 Jahre** = $\bar{x}$ (Mittelwert)
Der Mittelwert liegt auf dieser Station bei 68 Jahren. An diesem Beispiel möchte ich auch die Standardabweichung erklären.

3. Die Standardabweichung

Die Standardabweichung wird in vier Schritten ermittelt.
Der *erste Schritt* berechnet die Differenz zwischen dem Mittelwert und dem Einzelwert. Im *zweiten Schritt* werden die Differenzwerte quadriert, das heißt, mit sich selbst mal genommen. Im *dritten Schritt* ermit-

telt man die Varianz, indem man die quadrierten Differenzwerte addiert und durch die Anzahl der Einzelwerte dividiert. Im *vierten und letzten Schritt* berechnet man die Standardabweichung (auch Streuungsmaß), indem man aus der Varianz die Quadratwurzel zieht.

1. Schritt: Ermittlung der Differenz vom Einzelwert zum Mittelwert

Patienten	Alter	minus	Mittelwert	Differenz zum Mittelwert
2	58	minus	68	−10
3	62	minus	68	−6
1	65	minus	68	−3
3	72	minus	68	+4
2	75	minus	68	+7
1	83	minus	68	+15

Wenn Sie die Minuswerte und die Pluswerte mit der Anzahl der Fälle multiplizieren und dann die Zwischenergebnisse addieren, muß die Summe immer Null sein. In diesem Beispiel erhalten Sie als Summe der Minuswerte ($2 \times -10 + 3 \times -6 + 1 \times -3 = -31$) und der Pluswerte ($3 \times 4 + 2 \times 7 + 1 \times 15 = 31$). Die beiden Summen heben sich gegenseitig auf.

2. Schritt:
Bilden der Quadrate der Differenzen (unabhängig vom Vorzeichen), Rechnen Sie einfach: Differenz mal Differenz und addieren Sie die quadrierten Summen.

Patienten	Alter	Differenz	Quadrat	× Patientenzahl	gewichtetes Quadrat
2	58	−10	100	2	200
3	62	−6	36	3	108
1	65	−3	9	1	9
3	72	+4	16	3	48
2	75	+7	49	2	98
1	83	+15	225	1	225
n = 12					**Σ 688**

Die Summe der Differenzquadrate beträgt also 688.

3. Schritt:
Ermittlung der Varianz. Die Summe (Σ) der Quadrate wird durch die Anzahl der Einzelwerte (n) geteilt.

688 (= Σ) : 12 (= n) = **57,33 (=Varianz)**

4. Schritt:
Ermittlung der Standardabweichung durch Ziehen der Quadratwurzel der Varianz.

$\sqrt{57,33} = \mathbf{7,57}$. Das ist also die Standardabweichung oder das Streuungsmaß bei gegebenem Alter der Patienten.

Die Standardabweichung sagt bei einer Statistik aus, wie weit die gemessenen Einzelwerte auseinanderliegen. Je kleiner die Zahl der Standardabweichung ist, um so näher liegen die einbezogenen Werte zusammen. Wenn die Standardabweichung sehr groß ist, sollten Sie sich die Statistik genauer ansehen.

Wenn beispielsweise die Verweilauer in einer bestimmten Gesamtheit zu analysierender Fallpauschalen große Differenzen aufweist, kann der Mittelwert stark beeinflußt werden. Sie würden höhere Pflegepersonalkosten ermitteln.

Beispiel: Bei 100 operierten Patienten nach einer Schenkelhalsfraktur lag die Verweildauer zwischen 22 und 112 Tagen. Bei genauer Ermittlung der Einzelwerte betrug der Mittelwert 67 Tage, was sich stark erhöhend auf den Gesamtpflegezeitaufwand und auf die Pflegepersonalkosten auswirkte.

Was kann man tun, was ist noch seriös?
Man kann die Extremwerte rauswerfen, indem man zuerst das normale Mittel – in unserem Beispiel die Verweildauer – (bei der operierten Schenkelhalsfraktur) definiert. Dabei kann man sich zum Beispiel am Bundesdurchschnitt orientieren.
Dann legt man die Grenzen fest, in denen man ein Über- oder Unterschreiten der Werte noch zulassen will.

Diese Grenzen – in Zahlen erkennbar – sollten nach oben und unten die gleiche Abweichung aufweisen. Nehmen wir an, der bundesweite Mittelwert läge bei 29 Tagen, dann könnte man die Grenzen bei 14 und 44 Tagen ziehen und nur diese Fälle berechnen.

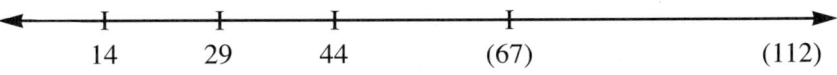

Seriös ist das Ganze nur dann, wenn Sie die Grenzen, die Anzahl und die Verteilung der nicht berücksichtigten Fälle als Zusatzinformation mitliefern.

Zur kurzen Einführung in die Statistik soll das bisher Geschriebene genug sein. Wer sich intensiver mit Statistikmethoden auseinandersetzen will, möchte bitte in der Fachliteratur nachlesen. Ein wenig Übung wird man in den folgenden Kapiteln bekommen, die sich mit statistischen Berechnungen für den Pflegebereich beschäftigen.

4.3 Die Ausfallstatistik

In der Ausfallstatistik sollten alle Fehlzeiten enthalten sein, bei denen ein Anspruch auf Lohnfortzahlung besteht. Dazu gehören:
- Arbeitsunfähigkeit (innerhalb der Lohnfortzahlung)
- Kuren
- Mutterschutzfristen
- Arbeitsbefreiung aus besonderen Gründen (BAT §52)
- Bildungsurlaub
- Fort- und Weiterbildung
- Freistellung für den Betriebsrat, MAV, usw.
- Freizeitausgleich für die Arbeit an gesetzlichen Feiertagen
- Erholungsurlaub, Zusatzurlaub und Sonderurlaub
- Freistellung für öffentliche und ehrenamtliche Aufgaben, z.b. Schöffen
- Betriebsausflug
- Freistellung zur Wehrdienstübung

Zur Berechnung der Gesamtausfallzeit brauchen Sie die Summe aller Jahresarbeitszeiten. Diese ermitteln Sie, indem Sie alle Vollarbeitszeiten und Teilarbeitszeiten addieren. Dann müssen Sie alle Ausfallzeiten erfassen und addieren.

Nun rechnen Sie aus, wieviel Prozent der Gesamtausfall von der Gesamtarbeitszeit aller Mitarbeiter beträgt.

Die Erfassung der Arbeitszeiten und Ausfallzeiten berechnen Sie am besten in Stunden.

Die Formel lautet:

$$\frac{\text{Ausfallzeit (Stunden)} \times 100}{\text{Gesamtarbeitszeit (Stunden)}} = \text{Prozent Ausfall}$$

Beispiel: Bei einer Gesamtjahresarbeitszeit aller Mitarbeiter im Pflegedienst von 480 250 Stunden und einem Gesamtausfall von 84 043,75 Stunden errechnet sich welcher Ausfall?

Rechnung:

$$\frac{84\,043,75 \text{ Stunden} \times 100}{480\,250 \text{ Stunden}} = \mathbf{17,5\ \%}$$

4.4 Durchschnittliche Belegung der Planbetten (Nutzungsgrad)

Die durchschnittliche Belegung von Krankenhausbetten, auch Nutzungsgrad genannt, wird als Größe immer wieder benötigt. Ob es um die Pflegesatzverhandlung, um die Berechnung des Personalbedarfs oder um den Krankenhausvergleich geht, diese Bezugsgröße kann die Grundlage sein.

Den durchschnittlichen Belegungswert oder Nutzungsgrad ermittelt man in Prozentwerten. Man berechnet die größtmögliche Belegung der Krankenhausbetten (100 %), indem man die Planbetten mit 365 Tagen im Jahr multipliziert. Dann zählt man die tatsächlich belegten Betten (Pflegetage im Jahr) zusammen, multipliziert sie mit 100 und dividiert das Produkt durch die Planbetten, multipliziert mit 365 (Tagen pro Jahr).

$$\frac{\text{belegte Betten (Pflegetage/Jahr)} \times 100}{\text{Planbetten} \times 365 \text{ (Tage/Jahr)}} = \% \text{ Belegung (Jahr)}$$

Beispiel: Ein Krankenhaus mit 240 Planbetten hatte 70 956 Belegungstage (BT) ermittelt. Wie hoch ist die durchschnittliche Belegung?

Rechnung:
$$\frac{70\,956 \text{ BT} \times 100}{240 \times 365} = \mathbf{81 \ \%}$$

4.5 Ermittlung des Minutenwertes pro Patient und Tag

Dieser Durchschnittswert ist zum Beispiel dann wichtig, wenn Sie einen Pflegebereich mit einem anderen oder mit mehren Pflegebereichen anderer Krankenhäuser vergleichen möchten.

Der Wert bezieht sich auf die Minutenwerte innerhalb der allgemeinen und speziellen Pflege in der PPR (A+S-Bereich), die zusammengezählt werden.

Das geschieht folgendermaßen:
Pflegezeitaufwand (PZA) geteilt durch Pflegetage (PT) auf einen bestimmten Zeitraum (Monat, Quartal, Halbjahr, Jahr) bezogen, geteilt durch die Zahl der Pflegetage im gleichen Zeitraum.
Bei engmaschigem Controlling kann Ihnen dieser Wert einen bestimmten Trend anzeigen.

Formel:

$$\frac{\text{Pflegezeitaufwand A+S (z.B. Quartal)}}{\text{Pflegetage (z.B. Quartal)}} = \text{Minuten pro Patient und Tag}$$

Beispiel: An 70 956 Belegungstagen lag der PZA aus den A+S-Bereichen bei 5 889 348 Minuten.

Rechnung:

$$\frac{5\ 889\ 348 \text{ Min. (A+S)}}{70\ 956 \text{ Pflegetage}} = \textbf{83 Min./Pat./Tag } (\text{A+S-Bereich})$$

4.6 Die Kosten einer Pflegeminute (Leistungswert)

Dieser Wert wird dann für Sie als Pflegedienstleitung interessant, wenn Sie die Pflegepersonalkosten einer oder mehrerer Fallpauschalen berechnen oder wenn Sie Stationen und Abteilungen vergleichen wollen. Die Kosten einer Pflegeminute können Sie auf folgende Weise ermitteln:

Sie teilen die **Pflegepersonalkosten** eines *bestimmten* Zeitraums durch die **Gesamtleistung der Minutenwerte** (PZA) einer Station oder Abteilung im gleichen Zeitraum (Leistungswert).

Zwei Beispiele sollen diese Rechnung verdeutlichen (Op.-Abteilung und Normalstation).

1. Beispiel: Im Operationspflegedienst betrug der gesamte Pflegezeitaufwand aus den Schnitt-Nahtzeiten und Nebenzeiten im Jahre 1993 800 562 Minuten. Die Personalkosten beliefen sich auf 762 150 DM. Es wurden bei elf Planstellen (inclusive Überstunden) 25 025 Stunden gearbeitet.

Rechnung:

$$\frac{762\ 150\ \text{DM (PPK)}}{800\ 562\ \text{Min. (PZA)}} = \textbf{0,95 DM/Min.}\ \text{(Leistungswert)}$$

2. Beispiel: Eine Station hat laut Erhebung aus den Minutenwerten der A+S-Bereiche, der Pflegegrundwerte und der Krankenhausaufnahmen einen Gesamt-PZA von 1 605 340 Minuten im Jahr bei Personalkosten von 850 233 DM. Sie ist mit 13 Planstellen besetzt.

Rechnung:

$$\frac{850\ 233\ \text{DM (PPK)}}{1\ 605\ 340\ \text{Min. (PZA)}} = \textbf{0,53 DM/Min.}\ \text{(Leistungswert)}$$

Sie werden sich sicher fragen, warum ich hinter den Berechnungen „Leistungswert" schreibe und welchen Wert es noch geben könnte. In vielen Berechnungen der Kosten einer Pflegeminute für Stationen und

Funktionsdienste fiel mir auf, daß an manchen Stellen die Werte über-
einstimmten, wenn ich die Bruttopersonalkosten durch den PZA und zusätzlich durch die Bruttoarbeitszeit der Mitarbeiter(innen) teilte, während an anderen Stellen die Werte zum Teil erheblich differierten, so daß
ich beschloß der Sache auf den Grund zu gehen.

So kam ich zu zwei verschiedenen Werten, die ich *Leistungswert* (= Bruttopersonalkosten geteilt durch PZA) und den *Arbeitszeitwert* (= Bruttopersonalkosten geteilt durch die Bruttoarbeitszeit) nannte.

Wenn Sie selbst wissen wollen, ob die Werte (Leistungswert und
Arbeitszeitwert) auf Ihren Stationen differieren, schlage ich vor, beide
Rechnungen durchzuführen. Bei größeren Abweichungen müßten Sie
versuchen, herauszufinden, woran es liegen könnte.

Den Rechenweg für den Arbeitszeitwert möchte ich kurz zeigen:
Zuerst rechnen Sie die Bruttoarbeitszeit aller Mitarbeiter auf der entsprechenden Station in Minuten um.

Dann rechnen Sie nach der Formel:

Bruttopflegepersonalkosten (PPK) geteilt durch die Gesamtarbeitszeit in
Minuten

Wir nehmen die Zahlen aus dem zweiten Beispiel:
Die Bruttopflegepersonalkosten betragen 850 233 DM und bei 13 Planstellen ergeben sich umgerechnet 1 501 500 Minuten Bruttoarbeitszeit.

Rechnung:

$$\frac{850\ 233\ \text{DM (PPK)}}{1\ 501\ 500\ \text{Min. (AZ)}} = \textbf{0,57 DM/Min.} \text{ (Arbeitszeitwert)}$$

Somit haben wir einen Leistungswert von 0,53 DM/Min. und einen Arbeitszeitwert von 0,57 DM/Min. ermittelt. Die Werte differieren kaum.

4.7 Ermittlung der Pflegepersonalkosten bei Fallpauschalen

Für die Ermittlung der Pflegepersonalkosten bei Fallpauschalen sind viele Voraussetzungen und Rechenschritte erforderlich. Es müssen statistische Erhebungen bei einer gewissen Anzahl von in Betracht kommenden Fällen durchgeführt, deren Mittelwerte errechnet und die Kosten pro Pflegeminute in den beteiligten Stationen und Abteilungen ermittelt werden.

Voraussetzungen
1. Es müssen die Daten über Pflegepersonalkosten und Leistungsminuten (Gesamt-PZA) von jeder an der Fallpauschale beteiligten Kostenstelle vorliegen.
2. Es müssen genügend Fälle der jeweils in Betracht kommenden Fallpauschalen vorliegen, bei denen man die durchschnittlichen Minutenwerte für die Leistungen im OP, in der Anästhesie, im Aufwachraum, evtl. auf der Intensivstation und auf der Normalstation ermitteln kann (andere eventuell beteiligte Funktionsbereiche, wie Endoskopie, Ambulanz, EKG usw. werden hier bewußt vorerst nicht berücksichtigt).
3. Es sollte nach Möglichkeit ein Computer mit einem Kalkulationsprogramm vorhanden sein, mit dem man die Auflistung der Daten, die Berechnungen der Mittelwerte, die Addition aller Minutenwerte und ermittelten Beträge, sowie die Schlußrechnung durchführen kann. Das hat außerdem noch den Vorteil, daß man die nächsten Berechnungen schneller durchführen kann, weil die Formeln – einmal eingegeben – weiter verwendet werden können. Bei der Durchführung mit einem Taschenrechner muß sehr viel Zeit aufgewendet werden. Dafür ist die Zeit einer Pflegedienstleitung zu kostbar und zu teuer.

Die Rechenschritte im einzelnen:

1. Schritt:

Ermittlung der Kosten einer Pflegeminute für die beteiligten Stellen, wie im vorigen Kapitel beschrieben (OP, Anästhesie, Aufwachraum, Intensiv- und Allgemeinstation)

2. Schritt:

Ermittlung der durchschnittlich erbrachten Leistungen bei einer bestimmten Anzahl von Fällen in den beteiligten Stellen:

- **OP** = Schnitt-Nahtzeit + Nebenzeiten
- **Anästhesie** = Schnitt-Nahtzeiten + Nebenzeiten
- **Aufwachraum** = Zeit
- **Intensivstation** = Liegedauer und/oder Minutenwerte
- **Allgemeinstation** = Gesamt-PZA

3. Schritt:

Multiplikation der Leistungszeiten mit den Kosten pro Pflegeminute der Kostenstelle, in der die Leistung erbracht wurden (Mittelwerte)

4. Schritt:

Addition der ermittelten Kosten von allen an der Fallpauschale beteiligten Kostenstellen

Die Ermittlungsschritte für eine Fallpauschale werden in Tabelle 42 dargestellt.
Als Beispiel wurde die Fallpauschale Nr. 47 (Operation bei einer Stammvaricosis) ausgewählt.

Beispiel: Ermittlung der durchschnittlichen Pflegepersonalkosten habe bei Stammvaricosis mit der Behandlung Venenexhairese.

Da genügend Fälle vorlagen, wurden 20 Fälle als Grundlage der Ermittlung verwendet. Die Auswahl geschah ohne bestimmte Auswahlkriterien in der Reihenfolge der Patientennummern.

In den beteiligten Abteilungen wurden folgende DM-Beträge für die Pflegeminute (Rechnung nach Kapitel 4.6) errechnet.

Berechnung der Kosten pro Pflegeminute

Allgemeinstation	Personalkosten : Gesamt-PZA =	DM pro Minute
OP	Personalkosten : Gesamt-PZA =	DM pro Minute
Anästhesie	Personalkosten : Gesamt-PZA =	DM pro Minute
Aufwachraum	Personalkosten : Gesamt-PZA =	DM pro Minute

Muster zur Berechnung des Gesamt-PZA für einen Patienten auf der Allgemeinstation (das man für alle Fallpauschalen verwenden kann)

Fallwert	mal 70 Minuten	= Minutenwerte
Pflegegrundwert	Pflegetage × 30 Minuten	= Minutenwerte
A1/S1	Pflegetage × 52 Minuten	= Minutenwerte
A1/S2	Pflegetage × 62 Minuten	= Minutenwerte
A1/S3	Pflegetage × 88 Minuten	= Minutenwerte
A2/S1	Pflegetage × 98 Minuten	= Minutenwerte
A2/S2	Pflegetage × 108 Minuten	= Minutenwerte
A2/S3	Pflegetage × 134 Minuten	= Minutenwerte
A3/S1	Pflegetage × 179 Minuten	= Minutenwerte
A3/S2	Pflegetage × 189 Minuten	= Minutenwerte
A3/S3	Pflegetage × 215 Minuten	= Minutenwerte
Summe		**= Gesamt-PZA**

Berechnung des PZA im Funktionsdienst

OP	Schnitt-Nahtzeit + Nebenzeit	= PZA
Anästhesie	Schnitt-Nahtzeit + Nebenzeit	= PZA
Aufwachraum	Schnitt-Nahtzeit + Nebenzeit	= PZA

Mittelwerte
PZA-Summe aller Fälle geteilt durch Anzahl der Fälle (für jede beteiligte Stelle)

Berechnung der Pflegepersonalkosten (Mittelwerte)

OP	Gesamt-PZA × DM pro Minute	= DM-Betrag
Anästhesie	Gesamt-PZA × DM pro Minute	= DM-Betrag
Aufwachraum	Gesamt-PZA × DM pro Minute	= DM-Betrag
Allgemeinstation	Gesamt-PZA × DM pro Minute	= DM-Betrag
Pflegepersonalkosten (Mittelwert)	**Summe**	**= DM-Betrag**

Tab. 42: Rechenschritte zur Berechnung von Fallpauschalen am Beispiel der Fallpauschale Nr.47 (Stammvaricosis)

OP:	1,30 DM pro Minute
Anästhesie:	1,40 DM pro Minute
Aufwachraum:	0,51 DM pro Minute
Allgemeinstation:	0,65 DM pro Minute
Intensivstation:	1,12 DM pro Minute

Tabelle 43 zeigt die Schritte 1 und 2.

1. Schritt:

Die Ermittlung der Kosten einer Pflegeminute

2. Schritt:

Die Ermittlung der durchschnittlichen Leistungszeiten in den beteiligten Kostenstellen
Da bei dieser Beispielfallpauschale kein Patient auf die Intensivstation kam, steht in der Leistungsspalte kein Wert.
Bei anderen Fallpauschalen kam es vor, daß die Hälfte der Patienten intensiv überwacht wurden und somit die Hälfte der Intensivleistungszeit berücksichtigt wurde.

Abteilung/ Station	DM pro Pflegeminute	Mittelwert der Leistungen bei 20 Fällen
OP	1,30 DM	115 Minuten
Anästhesie	1,40 DM	125 Minuten
Aufwachraum	0,51 DM	45 Minuten
Allgemeinstation	0,65 DM	10 075 Minuten
Intensiv	1,12 DM	0 Minuten

Tab. 43: DM pro Pflegeminute und Mittelwert der Leistungsminuten

3. Schritt:

Die Leistungsminuten werden mit dem Wert der Pflegeminute (für jede Kostenstelle) multipliziert. Daraus ergeben sich die Pflegepersonalkosten je Kostenstelle.

4. Schritt:

Die Pflegepersonalkosten aller beteiligten Kostenstellen werden addiert. In Tabelle 44 werden die Ergebnisse des 3. und 4.Schritts (Addition aller DM- Beträge) gezeigt.

Am Beispiel der Allgemeinstation wird deren Anteil an der Berechnung der Minutenwerte aufgezeigt. Man sieht, wie sich der Mittelwert aus dem Gesamt-PZA (Pflegezeitaufwand) aus 20 Patientengeschichten ergibt. Alle Werte sind verändert und nicht real.

Fallnummer	Verweildauer	gesamte Minuten
1	9	1 016
2	8	958
3	9	1 168
4	7	904
5	8	956
6	9	1 036
7	8	960
8	7	902
9	8	1 024
10	9	1 144
11	8	1 012
12	7	902
13	8	1 034
14	9	1 244
15	9	1 164
16	8	1 020
17	9	1 280
18	9	1 324
19	8	998
20	10	1 456
Summe	**167**	**21 502**
geteilt durch Fallzahl	**20**	**20**
Mittelwerte	**8,35**	**1 075,1**

Stationärer Anteil

Kostenstelle	Gesamtminuten	DM pro Minute	Kosten
OP	115	1,30 DM	149,50 DM
Anästhesie	125	1,40 DM	175,00 DM
Aufwachraum	45	0,51 DM	22,95 DM
Allgemeinstation	1 075,1	0,65 DM	698,82 DM
Pflegepersonalkosten Fallpauschale:			**1 046,27 DM**

Gesamtrechnung

Tab. 44: Berechnung der Fallpauschale Nr.47 (Stammvaricosis) am Beispiel der Allgemeinstation

Nach diesem Muster können Sie jetzt in jeder Fallpauschale die Mittelwerte und die Pflegepersonalkosten ermitteln. Dies wird vor allem dann notwendig sein, wenn Sie

● sich bei den Pflegepersonalkosten und Pflegepersonalbedarf nicht fremdbestimmen lassen wollen,

● überprüfen wollen, ob sich Fallpauschalen bei den tatsächlichen Pflegepersonalkosten rentieren,

● den Pflegepersonalbedarf für eine Fallpauschalenstation errechnen wollen, wie es im nächsten Kapitel gezeigt wird.

4.9 Pflegepersonalbedarfsermittlung einer Fallpauschalenstation

Die Zukunft in den Krankenhäusern wird ohne Einbeziehung von Fallpauschalen nicht mehr denkbar sein. Man wird sich überlegen müssen, ob man die Patienten mit tagesgleichen Pflegesätzen und Fallpauschalen auf einer Station unterbringt oder ob eine Station nur mit der Entgeltform Fallpauschale eingerichtet werden soll.

Das ist nicht nur eine Frage der Organisation, sondern auch eine Frage der Berechenbarkeit. Bei der Berechnung des Personalbedarfs für Fallpauschalen geht man den umgekehrten Weg wie bei der Pflegepersonalbedarfsermittlung nach der PPR. Über die gesamten Erlöse der Station (aus den Fallpauschalen) und über die Ermittlung der Pflegepersonalkosten (innerhalb der Fallpauschalen) wird mit Hilfe eines durchschnittlichen Einkommens einer Pflegekraft der Personalbedarf errechnet.

Dazu bedarf es einiger Informationen:
- Art und Anzahl der Fallpauschalen im Jahr
- Gesamterlös aus den Fallpauschalen
- Durchschnittliche Pflegepersonalkosten je Fallpauschale
- durchschnittliche Personalkosten einer Pflegekraft

Mit diesen Informationen können nun die einzelnen Rechenschritte ausgeführt werden. In dem folgenden Beispiel sind die Zahlen der Patienten, die durchschnittliche Verweildauer und die Stationsgröße erdacht, die Bewertungspunkte, sowie der Anteil an Pflegepersonalkosten aus der Empfehlung der Expertenkommission in der „Krankenhaus Umschau 12/93" entnommen. Der Bewertungspunkt wurde mit 1,00 DM gleichgesetzt.

Beispiel: Auf der Station X (20 Betten) lagen im Jahr **1998** 395 Patienten, deren Behandlung mit Fallpauschalen vergütet wurde. Die Aufteilung der Patienten auf die verschiedenen Fallpauschalen, die durchschnittliche Verweildauer und die sich daraus ergebenden Pflegetage im Jahr sind in der folgenden Grafik dargestellt.

Die Aufteilung der Patienten:

Nr. d. Fall-pauschale	Behandlung	Zahl	durchschnittliche Verweildauer	Patiententage pro Jahr
23	Endoproth bei SHF	33	28 Tage	924
24	Osteosynth. bei SHF	46	26 Tage	1 196
26	Osteosynth.b.Sprunggelenkfrakt.	49	22 Tage	1 078
29	TEP Hüfte	53	27 Tage	1 431
32	TEP Knie	74	24 Tage	814
35	Op. Hallux valgus	75	11 Tage	825
37	Metallentf. nach Osteosynthese	65	9 Tage	585
	Patienten gesamt	**395**	**∑ Pflegetage pro Jahr**	**6 853**

Die Summe der Belegungstage im Fallpauschalenbereich ist bis zum Jahre 1988 eine maßgebliche Bezugsgröße für die Vorauskalkulation der Erlöse im Fallpauschalenbereich und zur internen Berichtigung mit den Belegungstagen aus aus dem Budgetbereich. (BPflV 95 § 12).

Informationen über Gesamtkosten und Pflegepersonalkosten der Fallpauschalen

Nr. d. Fall-pauschale	Behandlung	Zahl	Fallpauschale Gesamtkosten	PPK Anteil
23	Endoproth bei SHF	33	11 570 DM	3 415,62 DM
24	Osteosynth. bei SHF	46	8 950 DM	3 127,15 DM
26	Osteosynth.b.Sprunggelenkfrakt.	49	5 090 DM	1 718,29 DM
29	TEP Hüfte	53	16 510 DM	4 220,27 DM
32	TEP Knie	74	19 970 DM	4 286,63 DM
35	Op. Hallux valgus	75	5 220 DM	1 405,64 DM
37	Metallentf. nach Osteosynthese	65	3 700 DM	938,74 DM

1. Schritt:

Die Anzahl der Patienten wird mit dem durchschnittlich ermittelten Anteil des Pflegepersonalkostenwert multipliziert und die Gesamtsumme addiert. Zur Übersicht werden die Fallpauschalengesamtkosten (FP) und der Pflegekostenanteil (PPK) dargestellt (siehe nächste Seite).

Berechnung der Gesamterlöse aus den Fallpauschalen

Nr.	Pat.	FP Erlös	∑ FP Erlöse	PPK Anteil	∑ PPK
23	33	11 570 DM	381 810 DM	3 415,62 DM	112 715,46 DM
24	46	8 950 DM	411 700 DM	3 127,15 DM	143 848,90 DM
26	49	5 090 DM	249 410 DM	1 718,29 DM	84 196,21 DM
29	53	16 510 DM	875 030 DM	4 220,27 DM	223 674,31 DM
32	74	19 970 DM	1 477 780 DM	4 286,63 DM	317 210,62 DM
35	75	5 220 DM	391 500 DM	1 405,64 DM	105 423,00 DM
37	65	3 700 DM	240 500 DM	938,74 DM	61 018,10 DM
		gesamt:	**4 027 730 DM**	**gesamt:**	**1 048 086,60 DM**

Als Nebenrechnung kann man den prozentualen Anteil der Pflegepersonalkosten berechnen.

Formel: PPK mal 100, geteilt durch die Gesamterlöse.

$$\frac{1\ 048\ 086,60 \text{ DM (PPK)} \times 100}{4\ 027\ 730 \text{ DM (Gesamterlöse)}} = \textbf{26,02 \%} \text{ (Beispiel)}$$

2. Schritt:

Nach Ermittlung der durchschnittlichen Personalkosten einer Pflegekraft
im Jahr wird der gesamte Pflegepersonalkostenanteil durch die durchschnittlichen Personalkosten einer Pflegekraft im Jahr dividiert. Die
durchschnittlichen Pflegepersonalkosten für das Jahr 1988 legen wir (zur
Berechnung) mit 75 000 DM fest.

$$\frac{1\ 048\ 086,60 \text{ DM}}{75\ 000 \text{ DM}} = \textbf{13,97 Stellen} \text{ (mit Nachtwachen)}$$

Da reine Fallpauschalen-Stationen in nächster Zeit eher die Ausnahme
und Stationen mit gemischten Entgeltformen üblich sein werden, sollte
man die Pflegepersonalbedarfsermittlungen für Fallpauschalen, Sonderentgelte und tagesgleiche Pflegesätze getrennt durchführen, wobei es
außerdem notwendig erscheint, für die Entgeltform Fallpauschale und
für die tagesgleichen Pflegesätze und Sonderentgelte gesonderte Kostenstellen einzurichten.

5. Nachwort

Viele Faktoren werden die zukünftigen Berechnungen im Pflegemanagement verändern, so daß die Pflegedienstleitungen gezwungen sein werden, sich den neuen Berechnungsformen immer wieder zu stellen.

Dabei möchte ich als Autor Ihnen ein wenig helfen, indem ich dieses Buch turnusmäßig aktualisieren und erweitern möchte. Dazu wäre es sehr hilfreich, wenn Sie Anregungen und Kritik an mich senden könnten. Meine Adresse lautet

> Fred Lange
> Glasbläserstraße 4
> 40625 Düsseldorf

Für Computeranwender erscheint im nächsten Jahr (1995) eine Diskette mit den gesamten Formeln und Tabellen als Programm von:

> Joachim Abraham
> Hohe Buschstraße 22
> 41747 Viersen

Sie brauchen die Diskette nur noch zu laden und Ihre Daten einzugeben, und schon können Sie Ihre Ergebnisse ablesen.

Ich wünsche Ihnen viel Erfolg im Pflegemanagement!

Fred Lange

6. Literaturverzeichnis

Abraham, Joachim
Leistungsnachweis über Personalbedarfsermittlung in der Psychiatrie,
ÖTV-Fortbildungsinstitut, Duisburg 1994

Bloch, Michael
Handschriftliche Aufzeichnungen aus dem Unterricht: Statistik,
ÖTV-Fortbildungsinstitut, Duisburg 1994

Bortz, Jürgen
Lehrbuch der Statistik, korrigierter Nachdruck der ersten Auflage,
Springer Verlag, Berlin-Heidelberg-New York 1979

Heil-Ferarri, Herrmann
Krankenhausbetriebslehre (Krankenhausfinanzierung – Gesetzliche Grundlagen), Unterrichtsunterlage, ÖTV-Fortbildungsinstitut, Duisburg 1993

Kunze/Kaltenbach
Psychiatriepersonalverordnung, Kohlhammer, Köln 1992

Mohr/Kröger
Grundlagen der Personalbedarfsermittlung im Krankenhaus,
Deutsche Krankenhausverlagsgesellschaft, 1993

Nientiedt/Betkiewicz
Leitfaden zur Erstellung prüfungssicherer Stellenpläne,
GEBERA-Schriften zur KBL, Köln 1992

Plücker, Wolfgang
Personalbedarfsermittlung im Krankenhaus,
DKI Deutsches Krankenhausmanagement Beratungs- und
Forschungsgesellschaft m.b.H., Düsseldorf Oktober 1993

Schelter,Wolfgang
Das Tarifrecht der Angestellten im Pflegedienst, (BAT),
3.Auflage 1993, ÖTV, Courier-Verlag, Stuttgart

Schöning/Luithlen/Scheinert
Pflegepersonalverordnung mit Kommentar,
Kohlhammer, Köln 1993

Stück, Hans Hermann
Basiswissen Statistik, (Originalausgabe 1971),
Reihe Kompaktwissen, Band Nr.22/287, Heyne Verlag, München

7. Anhang
Formeln und Berechnungen im Überblick

Tägliche Arbeitszeit
5-Tagewoche 38,5 : 5 = 7,70 Stunden tägliche Arbeitszeit
5,5-Tagewoche 38,5 : 5,5 = 7,00 Stunden tägliche Arbeitszeit
6-Tagewoche 38,5 : 6 = 6,42 Stunden tägliche Arbeitszeit

Jahresarbeitszeit (JAZ)
365 Tage – 105 Tage. (Sa + So) – 11 Feiertage – 2 AZV-Tage × 7,7 Std.
gleich 1 901,9 Stunden

Monatliche Sollstunden
Arbeitstage × 7,7 Stunden

Umrechnung der Jahresarbeitszeit bei mehr als 5 Tagen pro Woche
5,25-Tagewoche: 1 917,3 : 7,4 259 Arbeitstage
5,5-Tagewoche: 1 917,3 : 7,0 273 Arbeitstage
6-Tagewoche: 1 917,3 : 6,42 298 Arbeitstage

Umrechnung von Dezimalzahlen in Stunden und Minuten
60 : 10 × 0,n
z.B. 0,42 Std. gleich 60 : 10 × 0,42 = 25,2 Min.

Umrechnung von Arbeitstagen in Stunden und Minuten
5-Tagewoche: 7,70 Std. = 7 Std. 42 Min.
5,5-Tagewoche: 7,00 Std. = 7 Std. 00 Min.
6-Tagewoche: 6,42 Std. = 6 Std. 25 Min.

Umrechnung von Wochenstunden in Stellen
1,0 : 38,5 × Wochenstunden
Beispiel: 30 Stundenwoche: 1,0 : 38,5 × 30 = 0,7792
gerundet. 0,78 Stelle

Umrechnung des Jahressoll in anderen Tagewochen
Jahresarbeitszeit 1 917,3 × Stelle
Beispiel: 1/4 Stelle: 1 917,3 × 0,25 oder : 4

Berechnung des Urlaubs in anderen Tagewochen

5,25-Tagewoche: 0,25 × 52 Wochen : 250 × Urlaubsanspruch
(5-Tagewoche)
Wert zum Urlaubsanspruch addieren

5,5-Tagewoche: 0,5 × 52 Wochen : 250 × Urlaubsanspruch
(5-Tagewoche)
Wert zum Urlaubsanspruch addieren

6-Tagewoche: 1,0 × 52 Wochen : 250 × Urlaubsanspruch
(5-Tagewoche)
Wert zum Urlaubsanspruch addieren

4,75-Tagewoche: 0,25 × 52 Wochen : 250 × Urlaubsanspruch
(5-Tagewoche)
Wert wird vom Urlaubsanspruch abgezogen

4,5-Tagewoche: 0,5 × 52 Wochen : 250 × Urlaubsanspruch
(5-Tagewoche)
Wert wird vom Urlaubsanspruch abgezogen

Urlaub in der Teilzeit

Teilzeit in Tagewoche   Wochenstunden : tägliche Arbeitszeit
0,5 Stelle   19,25 : 7,7 = 2,5 Tage

Urlaubsberechnung in der Teilzeit

Differenz zur 5-Tagewoche × 52 : 260 × Urlaubsanspruch
(5-Tagewoche) Wert wird vom Urlaubsanspruch abgezogen
0,5 Stelle: 2,5 × 52 : 260 × 30 = 15
                30 − 15 = 15

Urlaub bei Teilzeit in einer anderen Tagewoche

Beispiel:
5,5-Tagewoche 0,78 Stelle (bei Vollzeit = 29 Tage)
30 Stunden in der 5,5-Tagewoche = 30 : 7 = 4,28 Tage
5 Tage − 4,28 Tage = 0,72 Tage Differenz
0,72 × 52 : 260 × 29 = 4,167 Tage
29 Tage − 4,167 Tage = 24,88 Tage

Bereitschaftsdienst

Stunden/Tag × Prozente aus Bereitschaftsstufe + Bereitschaftsgruppe
Beispiel: 12 Stunden Bereitschaftsstufe C, 11 Dienste im Monat,
  1. 8 × 12 × 65 (= 40% + 25%) : 100 = 62,4 Stunden
  2. 3 × 12 × 75 (= 40% + 35%) : 100 = 27,0 Stunden
     Zusammen: 62,4 Std. + 27,0 Std. = 87,4 Stunden

Ausfall

Ausfallquote = % Ausfall
Ausfallfaktor = 100 : (100 – Ausfallquote)
Beispiel: 20% Ausfall: 100 : (100 – 20) = 100 : 80 = 1,25,
     Ausfallfaktor 1,25

korrigierter Ausfall = Ausfallfaktor : eingerechneten Ausfallfaktor
Beispiel: Ausfallfaktor 1,25; eingerechneter Ausfall 15%:
     1,25 : (100 : [100 – 15]) 1,176 = 1,06 (korr.Ausfallfaktor)

Arbeitsplatzmethode

Arbeitsplätze × Std. pro Tag. × Wochentage × Ausfallfaktor : 38,5 Std.
Beispiel: 10 Plätze × 10 Std./Tag × 7 Tage × 1,176 : 38,5 = 21,38 Stellen

PsychPV (Jahr)

Minutenwerte je Behandlung (Patient/Woche) × Patienten =
Behandlungs-Gesamtwert
Pflegegrundwert (PGW) pro Station und Woche × Stationen × 52 Wo =
Gesamt-Pflegegrundwert
Behandlungs-Gesamtwert + PGW = Gesamt-PZA
Gesamt-PZA : Nettoarbeitszeit pro Pflegekraft) = Stellen
(ohne Nachtwachen)
Nachtwachen: Ermittlung nach Arbeitsplatzmethode

PPR (Erwachsene)

Minutenwerte je A+S-Bereich × Pflegetage; alle Minutenwerte addieren
Fallwert je Krankenhausaufnahme × 70 Minuten
Pflegegrundwert je Pflegetag × 30Minuten
Stundenfälle und tagesklinische Patienten: halber Minutenwert von A+S
Gesunde Neugeborene: je Pflegetag 110 Minuten
Summe aller Minutenwerte = Gesamt-PZA
Gesamt-PZA : Nettoarbeitszeit (Pflegekraft)

PPR (Kinder)

Minutenwerte je A+S-Bereich × Pflegetage; alle Minutenwerte addieren
Fallwert je Krankenhausaufnahme × 45 Minuten
Pflegegrundwert × 33 Minuten
Summe aller Minutenwerte = Gesamt-PZA
Gesamt-PZA : Nettoarbeitszeit (Pflegekraft)

Pflegepersonalbedarfsermittlung (PBE) Intensivstation

Anhaltszahlen

1 Pflegekraft für 1,0 Betten und 24 Stunden (Intensivüberwachung)
1 Pflegekraft für 0,43 Betten und 24 Stunden. (Intensivbehandlung)
1 Pflegekraft für 0,4 Betten und 24 Stunden (Beatmung)
oder
1,5 Pflegekräfte pro 24 Stunden = Anhaltszahl 3000 (Beatmung)
(Pflegetage + Fälle) : 365 = belegte Betten
belegte Betten : Anhaltszahl × korr.Ausfallfaktor = Stellen
oder
Beatmungsstunden : 3000 × Ausfallfaktor = Stellen

Minutenwerte

Intensivüberwachung:	280 Minuten	bis	350 Minuten
Intensivbehandlung:	560 Minuten	bis	700 Minuten
Beatmung:	700 Minuten	bis	900 Minuten

Pflegetage + Fälle = Berechnungstage × Minutenwert = PZA
Summe aller PZA geteilt durch Nettoarbeitszeit pro Pflegekraft = Stellen

PBE-OP

Anhaltszahlen:
Schnitt/Naht-Zeit (Jahr) × Arbeitstage × 2 Pflegekräfte : 300 Min.
= Stellen (2 Stellen je Op.-Tisch)
Leistungsrechnen:
(Schnitt/Naht-Zeit + Nebenzeit pro Jahr) × 2 : NettoAZ pro Jahr = Stellen

PBE Anästhesie

(Schnitt/Naht-Zeit + Nebenzeit pro Jahr) : NettoAZ pro Jahr und
Mitarbeiter = Stellen

PBE Aufwachraum
(Verweilzeit + Verteilzeit pro Jahr) : Nettoarbeitszeit pro Jahr = Stellen

PBE Dialyse
Anhaltszahlen:

1 Pflegekraft:	20 stationäre oder Risiko-Zentrumsdialysen pro Monat
1 Pflegekraft:	15 Dialysen in der Intensivbehandlung pro Monat
1 Pflegekraft:	40 Dauer-Zentrumsdialysen pro Monat
1 Pflegekraft:	70 Limited-care (begrenzte) Dialysen pro Monat
1 Pflegekraft:	375 chronische Dialysen pro Jahr

Zahl je Dialyseart : Anhaltszahl (Dialyseart) × Ausfallfaktor = Stellen
chronische Dialyse: Anzahl pro Jahr : 375 × Ausfallfaktor = Stellen

PBE Hebammen und Entbindungspfleger
Geburten × 780 Minuten : Nettoarbeitszeit = Stellen
Bei weniger Geburten entweder anderen Wert oder Arbeitsplatzmethode anwenden.

Statistik

Prozentrechnung
Teilmenge × 100 : Gesamtmenge = Prozent
Beispiel: 450 von 1380   450 × 100 : 1380 = 32,6087 %

Mittelwert
Summe der Werte : Summe der Objekte = Mittelwert
Beispiel: 30 + 40 + 65 + 75 = 210 (4 Fälle)
  210 : 4 = 52,5 (Mittelwert)

Abweichung
Differenz zwischen Mittelwert und Einzelwert = Abweichung
Beispiel: 30 bis 52,5 = − 22,5
  40 bis 52,5 = − 12,5
  65 bis 52,5 = + 12,5
  75 bis 52,5 = + 22,5
  Plus und Minus müssen sich aufheben

Mittlere Abweichung oder Differenzmittelwert
Differenzwerte addieren und durch Zahl der Objekte (Einzelwerte) teilen
22,5 + 12,5 + 12,5 + 22,5 = 70
70 : 4 = 17,5 = mittlere Abweichung

Varianz (mittlere Quadratabweichung)
Abweichungen quadrieren, Quadrate addieren, durch Zahl der Objekte teilen
22,5 × 22,5 = 506,25
12,5 × 12,5 = 156,25
22,5 × 22,5 = 506,25
12,5 × 12,5 = 156,25
506,25 + 156,25 + 506,25 + 156,25 = 1 325
1 325 : 4 = 331,25 = Varianz

Standardabweichung oder Streuungsmaß
Quadratwurzel aus der Varianz ziehen
Quadratwurzel aus 331,25 = 18,2 = Standardabweichung

Minutenwert pro Patient und Tag

Minutenwert aus A+S Bereich geteilt durch Pflegetage

oder

Minutenwert Gesamt-PZA geteilt durch Pflegetage

Kosten einer Pflegeminute

Pflegepersonalkosten = PPK

PPK pro Monat geteilt durch Gesamt-PZA pro Monat

= Kosten pro Minute = Leistungswert

PPK pro Monat geteilt durch Gesamt-AZ pro Monat

= Kosten pro Minute = Arbeitszeitwert

Berechnung einer Fallpauschale

Berechnung der Kosten pro Pflegeminute

Allgemeinstation:	Personalkosten geteilt durch Gesamt-PZA = Kosten pro Minute
OP:	Personalkosten geteilt durch Gesamt-PZA = Kosten pro Minute
Anästhesie:	Personalkosten geteilt durch Gesamt-PZA = Kosten pro Minute
Aufwachraum:	Personalkosten geteilt durch Gesamt-PZA = Kosten pro Minute

Allgemeinstation: Ermittlung des Gesamt-PZA

Fallwert × 70 Minuten		= Minutenwert
Pflegegrundwert: Pflegetage × 30 Minuten		= Minutenwert
A1/S1:	Pflegetage × 52 Minuten	= Minutenwert
A1/S2:	Pflegetage × 62 Minuten	= Minutenwert
A1/S3:	Pflegetage × 88 Minuten	= Minutenwert
A2/S1:	Pflegetage × 98 Minuten	= Minutenwert
A2/S2:	Pflegetage × 108 Minuten	= Minutenwert
A2/S3:	Pflegetage × 134 Minuten	= Minutenwert
A3/S1:	Pflegetage × 179 Minuten	= Minutenwert
A3/S2:	Pflegetage × 189 Minuten	= Minutenwert
A3/S3:	Pflegetage × 215 Minuten	= Minutenwert
		Summe = Gesamt-PZA

Berechnung des PZA im Funktionsdienst

OP: Schnitt-Nahtzeit + Nebenzeit = PZA

Anästhesie: Schnitt-Nahtzeit + Nebenzeit = PZA

Aufwachraum: Verweilzeit   + Verteilzeit = PZA

Mittelwerte

PZA-Summe aller Fälle geteilt durch Anzahl der Fälle (für jede beteiligte Stelle)

Berechnung der Pflegepersonalkosten (Mittelwerte)

OP: Gesamt-PZA × Kosten pro Minute = Betrag DM

Anästhesie: Gesamt-PZA × Kosten pro Minute = Betrag DM

Aufwachraum: Gesamt-PZA × Kosten pro Minute = Betrag DM

Allgemeinstation: Gesamt-PZA × Kosten pro Minute = Betrag DM

Pflegepersonalkosten (Mittelwert)   Summe   = Betrag DM

5-Tagewoche	wö. Arb.Zeit	geteilt	tgl. Arb.Zeit	Std. : Min.
	38,5 Std.	5	7,7 Std.	7 Std. 42 Min.
5,5-Tagewoche	wö. Arb.Zeit	geteilt	tgl. Arb.Zeit	Std. : Min.
	38,5 Std.	5,5	7,0 Std.	7 Std. 0 Min.
6-Tagewoche	wö. Arb.Zeit	geteilt	tgl. Arb.Zeit	Std. : Min.
	38,5 Std.	6	6,416 Std.	6 Std. 25 Min.

Tab. 1: Berechnung der täglichen Arbeitszeit

Monat	Arbeitstage mal tägliche Stunden = Stundensoll			= Std. : Min.
Januar	22	7,7	169,4	169:24
Februar	20	7,7	154,0	154:00
März	23	7,7	177,1	177:06
April	18	7,7	138,6	138:36
Mai	21	7,7	161,7	161:42
Juni	20	7,7	154,0	154:00
Juli	21	7,7	161,7	161:42
August	23	7,7	177,1	177:06
September	21	7,7	161,7	161:42
Oktober	21	7,7	161,7	161:42
November	20	7,7	154,0	154:00
Dezember	19	7,7	146,3	146:18
Gesamt	249	7,7	1 917,3	1 917:18
AZV-Tage	-2	7,7	-15,4	-15:24
Soll	**247**	**7,7**	**1 901,9**	**1 901:54**

Tab. 2: Monats- und Jahressoll bei 5-Tagewoche 1995

112

Tagewoche	Sollstunden	Divisor	Arbeitstage	minus AZV
5-Tagewoche	1 917,3 Std.	7,7	249,0	**247,0 AT**
5,25-Tagewoche	1 917,3 Std.	7,33	261,5	**259,5 AT**
5,5-Tagewoche	1 917,3 Std.	7,0	273,9	**271,9 AT**
6-Tagewoche	1 917,3 Std.	6,42	298,6	**298,6 AT**

Tab. 3: Jahresarbeitstage in den verschiedenen Tagewochen

Monat	Sollstunden	täglich	Arbeitstage/Monat	Tg.:Std.:Min.
Januar	169,4	:7	24,2	24:1:24
Februar	154,0	:7	22,0	22:0:00
März	177,1	:7	25,3	25:2:06
April	138,6	:7	19,8	19:5:36
Mai	161,7	:7	23,1	23:0:42
Juni	154,0	:7	22,0	22:0:00
Juli	161,7	:7	23,1	23:0:42
August	177,1	:7	25,3	25:0:06
September	161,7	:7	23,1	23:0:42
Oktober	161,7	:7	23,1	23:0:42
November	154,0	:7	22,0	22:0:00
Dezember	146,3	:7	20,9	20:6:12
Gesamt	1 917,3	:7	273,9	273: 6:12
AZV-Tage			-2 Tage	-2 Tage
Soll			**271,9**	**271: 6:12**

Tab. 4: Sollstunden in der 5,5-Tagewoche 1995

Monat	Sollstunden	täglich	Arbeitstage/Monat	Tg.:Std.:Min.
Januar	169,4	:6,416	26,4	26:2:34
Februar	154,0	:6,416	24,0	24:0:00
März	177,1	:6,416	27,6	27:3:51
April	138,6	:6,416	21,6	21:3:51
Mai	161,7	:6,416	21,6	21: 3:51
Juni	154,0	:6,416	24,0	24:0:00
Juli	161,7	:6,416	25,2	25:1:17
August	177,1	:6,416	27,6	27:3:51
September	161,7	:6,416	25,2	25:1:17
Oktober	161,7	:6,416	25,2	25:1:17
November	154,0	:6,416	24,0	24:0:00
Dezember	146,3	:6,416	22,8	22:5:08
Gesamt	1 917,3	:6,416	298,8	298:5:08
AZV-Tage			-2 Tage	-2 Tage
Jahressoll			**296,8**	**296:5:08**

Tab. 5: Sollstunden in der 6-Tagewoche 1995

113

Arbeitstag	als Bruch	= Minuten	= Std. Min.
1,0	**1/1**	**420**	**7 Std. 00 Min.**
0,1	1/10	42	0 Std. 42 Min.
0,2	2/10	84	1 Std. 24 Min.
0,3	3/10	126	2 Std. 06 Min.
0,4	4/10	168	2 Std. 48 Min.
0,5	5/10	210	3 Std. 30 Min.
0,6	6/10	252	4 Std. 12 Min.
0,7	7/10	294	4 Std. 54 Min.
0,8	8/10	336	5 Std. 36 Min.
0,9	9/10	378	6 Std. 18 Min.

Tab. 6: Umrechnung von Dezimalzahlen in der 5,5-Tagewoche

Arbeitstag	als Bruch	= Minuten	= Std. Min.
1,0	**1/1**	**385,0**	**6 Std. 25 Min.**
0,1	1/10	38,5	**0 Std. 38 Min.**
0,2	2/10	77,0	**1 Std. 17 Min.**
0,3	3/10	115,5	**1 Std. 55 Min.**
0,4	4/10	154,0	**2 Std. 34 Min.**
0,5	5/10	192,5	**3 Std. 12 Min.**
0,6	6/10	231,0	**3 Std. 51 Min.**
0,7	7/10	269,5	**4 Std. 29 Min.**
0,8	8/10	308,0	**5 Std. 08 Min.**
0,9	9/10	346,5	**5 Std. 46 Min.**

Tab. 7: Umrechnung von Dezimalzahlen in der 6-Tagewoche

Wochenstunden	Stelle	Wochenstunden	Stelle	Wochenstunden	Stelle
5	0,130	14	0,364	23	0,597
6	0,156	15	0,390	24	0,623
7	0,182	16	0,416	25	0,649
8	0,208	17	0,442	26	0,675
9	0,234	18	0,468	27	0,701
10	0,260	19	0,494	28	0,727
11	0,286	20	0,519	29	0,753
12	0,312	21	0,545	30	0,779
13	0,338	22	0,571	35	0,909

Tab. 8: Stellen in Dezimalzahlen (auf drei Stellen aufgerundet)

Monat	1,0	0,78	0,75	0,5	0,25
Januar	169,4	132,13	127,05	84,70	42,35
Februar	154,0	120,12	115,50	77,00	38,50
März	177,1	138,13	132,82	88,55	44,27
April	138,6	108,10	103,95	69,30	34,65
Mai	161,7	126,12	121,27	80,85	40,42
Juni	154,0	120,12	115,50	77,00	38,50
Juli	161,7	126,12	121,27	80,85	40,42
August	177,1	138,13	132,82	88,55	44,27
September	161,7	126,12	121,27	80,85	40,42
Oktober	161,7	126,12	121,27	80,85	40,42
November	154,0	120,12	115,50	77,00	38,50
Dezember	146,3	114,11	109,72	73,15	36,57
Jahressoll	**1 917,3**	**1 495,5**	**1 437,9**	**958,65**	**479,32**

Tab. 9: Teilzeit-Sollstunden in der 5-Tagewoche 1995

Der Erholungsurlaub beträgt für das ganze Kalenderjahr in der Vergütungs-gruppe	bis zum vollendeten 30. Lebensjahr	bis zum vollendeten 40. Lebensjahr	nach dem vollendeten 40. Lebensjahr
	Arbeitstage	Arbeitstage	Arbeitstage
I + Ia	26	30	30
Ib bis X	26	30	30
Kr. XIII bis Kr. I	26	29	30

Tab. 10: Urlaubsanspruch in der 5-Tagewoche

Verg.Gruppe	bis 30 Jahre	5,25-Tagewoche	5,5-Tagewoche	6-Tagewoche
I + Ia	26 Url.Tg.	1,35 = 1 Tg. +	2,70 = 3 Tg. +	5,40 = 5 Tg. +
Ib – X	26 Url.Tg.	1,35 = 1 Tg. +	2,70 = 3 Tg. +	5,40 = 5 Tg. +
Kr.XIII – Kr.I	26 Url.Tg.	1,35 = 1 Tg. +	2,70 = 3 Tg. +	5,40 = 5 Tg. +
Verg.Gruppe	**bis 40 Jahre**	**5,25-Tagewoche**	**5,5-Tagewoche**	**6-Tagewoche**
I + Ia	30 Url.Tg.	1,56 = 2 Tg. +	3,12 = 3 Tg. +	6,24 = 6 Tg. +
Ib –X	30 Url.Tg.	1,56 = 2 Tg. +	3,12 = 3 Tg. +	6,24 = 6 Tg. +
Kr.XIII – Kr.I	29 Url.Tg.	1,50 = 2 Tg. +	3,01 = 3 Tg. +	6,03 = 6 Tg. +
Verg.Gruppe	**ab 40 Jahre**	**5,25-Tagewoche**	**5,5-Tagewoche**	**6-Tagewoche**
I + Ia	30 Url.Tg.	1,56 = 2 Tg. +	3,12 = 3 Tg. +	6,24 = 6 Tg. +
Ib – X	30 Url.Tg.	1,56 = 2 Tg. +	3,12 = 3 Tg. +	6,24 = 6 Tg. +
Kr.XIII – Kr.I	30 Url.Tg.	1,56 = 2 Tg. +	3,12 = 3 Tg. +	6,24 = 6 Tg. +
Verg.Gruppe	**bis 30 Jahre**	**4,25-Tagewoche**	**4,5-Tagewoche**	**4,75-Tagewoche**
I + Ia	26 Url.Tg.	4,06 = 4 Tg. –	2,70 = 3 Tg. –	1,35 = 1 Tg. –
Ib – X	26 Url.Tg.	4,06 = 4 Tg. –	2,70 = 3 Tg. –	1,35 = 1 Tg. –
Kr.XIII – Kr.I	26 Url.Tg.	4,06 = 4 Tg. –	2,70 = 3 Tg. –	1,35 = 1 Tg. –
Verg.Gruppe	**bis 40 Jahre**	**4,25-Tagewoche**	**4,5-Tagewoche**	**4,75-Tagewoche**
I + Ia	30 Url.Tg.	4,68 = 5 Tg. –	3,12 = 3 Tg. –	1,56 = 2 Tg. –
Ib – X	30 Url.Tg.	4,68 = 5 Tg. –	3,12 = 3 Tg. –	1,56 = 2 Tg. –
Kr.XIII – Kr.I	29 Url.Tg.	4,52 = 5 Tg. –	3,01 = 3 Tg. –	1,51 = 2 Tg. –
Verg.Gruppe	**ab 40 Jahre**	**4,25-Tagewoche**	**4,5-Tagewoche**	**4,75-Tagewoche**
I + Ia	30 Url.Tg.	4,68 = 5 Tg. –	3,12 = 3 Tg. –	1,56 = 2 Tg. –
Ib – X	30 Url.Tg.	4,68 = 5 Tg. –	3,12 = 3 Tg. –	1,56 = 2 Tg. –
Kr.XIII – Kr.I	30 Url.Tg.	4,68 = 5 Tg. –	3,12 = 3 Tg. –	1,56 = 2 Tg. –

Tab. 11: Urlaubsanspruch in anderen Tagewochen

Stelle	wöch. AZ Stunden	Tage- woche	Differenz zu 5 Tagen	(× 52 × 30):260 Zwi.Ergebnis	30 Tage minus Zwi.Ergebnis	gerundet
1,0	38,5	5	0	0	0	**30**
0,78	30,03	3,9	1,1	6,6	23,4	**23**
0,75	28,88	3,75	1,25	7,5	22,5	**23**
0,68	26,18	3,4	1,6	9,6	20,4	**20**
0,5	19,25	2,5	2,5	15,0	15,0	**15**
0,35	13,48	1,75	3,25	19,5	10,5	**11**
0,25	9,625	1,25	3,75	22,5	7,5	**8**
0,125	4,813	0,63	4,375	26,25	3,75	**4**

Tab. 12 a: Urlaubsberechnung mit Bruch (1/260)

116

Stelle	wöch. AZ Stunden	Tage- woche	Prozent von 30 Urlaubstagen	Zwischenergebnis	gerundet
1,0	38,5	5	**100**	30	**30**
0,78	30,03	3,9	**78**	23,4	**23**
0,75	28,88	3,75	**75**	22,5	**23**
0,68	26,18	3,4	**68**	20,4	**20**
0,5	19,25	2,5	**50**	15,0	**15**
0,35	13,48	1,75	**35**	10,5	**11**
0,25	9,625	1,25	**25**	7,5	**8**
0,125	4,813	0,63	**12,5**	3,75	**4**

Tab. 12 b: Urlaubsberechnung mit Prozentwerten

Tagewoche	tägl. Arbeitszeit	bis 30 Jahre	bis 40 Jahre	ab 40 Jahre
5-Tagewoche	7,7 Stunden	26 Url.Tage	29 Url.Tage	30 Url.Tage
5,25-Tagewoche	7,33 Stunden	27 Url.Tage	31 Url.Tage	32 Url.Tage
5,5-Tagewoche	7,00 Stunden	29 Url.Tage	32 Url.Tage	33 Url.Tage
6-Tagewoche	6,42 Stunden	31 Url.Tage	35 Url.Tage	36 Url.Tage

Tab. 13: Urlaubsanspruch in den verschiedenen Tagewochen

Stelle	Stunden pro Woche	geteilt durch	gleich Tage- woche	Differenz zur 5-Tage- woche	27 Tage minus Differenz	gleich	Urlaub gerundet
0,78	30,030	7,33	4,096	0,904	4,88	22,12	**22**
0,75	28,875	7,33	3,939	1,061	5,73	21,27	**21**
0,68	26,180	7,33	3,571	1,429	7,72	19,28	**19**
0,5	19,250	7,33	2,626	2,374	14,17	14,18	**14**
0,35	13,475	7,33	1,838	3,162	17,07	9,93	**10**
0,25	9,625	7,33	1,313	3,687	19,91	7,09	**7**
0,125	4,.813	7,33	0,656	4,344	23,46	3,54	**4**

Tab. 14: Urlaubsanspruch bei Teilzeit in der 5,25-Tagewoche

Stelle	Stunden pro Woche	geteilt durch	gleich Tage- woche	Differenz zur 5-Tage- woche	29 Tage minus Differenz	gleich	Urlaub gerundet
0,78	30,030	7,0	4,290	0,710	4,118	24,8	**25**
0,75	28,875	7,0	4,125	1,875	5,075	23,9	**24**
0,68	26,180	7,0	3,740	1,260	7,308	21,7	**12**
0,5	19,250	7,0	2,750	2,250	13,050	15,9	**16**
0,35	13,475	7,0	1,925	3,075	17,835	11,1	**11**
0,25	9,625	7,0	1,375	3,625	21,025	7,9	**8**
0,125	4,.813	7,0	0,687	4,313	25,013	3,9	**4**

Tab. 15: Urlaubsanspruch bei Teilzeit in der 5,5-Tagewoche

117

Stelle	Stunden pro Woche	geteilt durch	gleich Tage-woche	Differenz zur 5-Tage-woche	31 Tage minus Differenz	gleich	Urlaub gerundet
0,78	30,030	6,416	4,676	0,324	2,01	28,99	**29**
0,75	28,875	6,416	4,500	0,500	3,10	27,90	**28**
0,68	26,180	6,416	4,080	0,920	5,70	25,30	**25**
0,5	19,250	6,416	3,000	2,000	12,40	18,60	**19**
0,35	13,475	6,416	2,100	2,900	17,98	13,02	**13**
0,25	9,625	6,416	1,500	3,500	21,70	9,30	**9**
0,125	4.,813	6,416	0,750	4,250	26,35	4,65	**5**

Tab. 16: Urlaubsanspruch bei Teilzeit in der 6-Tagewoche

5-Tagewoche	6-Tagewoche an mindestens	im Urlaubsjahr
87 Arbeitstagen	104 Arbeitstagen	1 Arbeitstag
130 Arbeitstagen	156 Arbeitstagen	2 Arbeitstage
173 Arbeitstagen	208 Arbeitstagen	3 Arbeitstage
195 Arbeitstagen	234 Arbeitstagen	4 Arbeitstage

Tab. 17: Zusatzurlaub bei Wechselschichtarbeit

bei	110 Nachtarbeitsstunden	1 Arbeitstag
bei	220 Nachtarbeitsstunden	2 Arbeitstage
bei	330 Nachtarbeitsstunden	3 Arbeitstage
bei	450 Nachtarbeitsstunden	4 Arbeitstage

Tab. 18: Zusatzurlaub bei Schichtarbeit

bei	150 Nachtarbeitsstunden	1 Arbeitstag
bei	300 Nachtarbeitsstunden	2 Arbeitstage
bei	450 Nachtarbeitsstunden	3 Arbeitstage
bei	600 Nachtarbeitsstunden	4 Arbeitstage

Tab. 19: Zusatzurlaub bei Nachtarbeit

Stelle 1,0	Stelle 0,78	Stelle 0,75	Stelle 0,66	Stelle 0,5	Stelle 0,35	Stelle 0,25	Stelle 0,125	Zusatzurlaub
150	117	112,5	102	75	52,2	37,5	18,75	1 Arbeitstag
300	234	225	204	150	105	75	37,5	2 Arbeitstage
450	351	337,5	306	225	157,5	112,5	56,25	3 Arbeitstage
600	468	450	408	300	210	150	75	4 Arbeitstage

Tab. 20: Zusatzurlaub in der Nachtarbeit (Teilzeit)

Stufe	Arbeitsleistung/Bereitschaftsdienst	Bewertung als Arbeitszeit
A	0 bis 10 %	15 %
B	mehr als 10 bis 25 %	25 %
C	mehr als 25 bis 40 %	40 %
D	mehr als 40 bis 49 %	55 %

Tab. 21: Bereitschaftsstufen

Gruppe	Zahl der Bereitschaftsdienste im Monat	im Urlaubsjahr
I	1. bis 8. Bereitschaftsdienst	25 v. H.
II	9. bis 12. Bereitschaftsdienst	35 v. H.
III	13. Bereitschaftsdienst	45 v. H.

Tab. 22: Bereitschaftsgruppen

Bereitschafts-stunden	A I 40%	A II 50%	A III 60%	B I 50%	B II 60%	B III 70%
8	3,2	4	4,8	4	4,8	5,6
10	4,0	5	6,0	5	6,0	7,0
12	4,8	6	7,2	6	7,2	8,4
24	9,6	12	14,4	12	14,4	16,8
Bereitschafts-stunden	C I 65%	C II 75%	C III 85%	D I 80%	D II 10%	D III 100%
8	5,2	6	6,8	6,4	7,2	8,0
10	6,5	7,5	8,5	8,0	9,0	10,0
12	7,8	9	10,2	9,6	10,8	12,0
24	15,6	18	20,4	19,2	21,6	24,0

Tab. 23: Stundenvergütung im Bereitschaftsdienst

15.7.64	19.9.69	15.3.72	30.10.72	18.4.74	1.4.90
47Std./Wo	45 Std./Wo	43 Std./Wo	42 Std./Wo	40 Std./Wo	38,5Std./Wo
1:4	1:3,7	1:3,52	1:3,44	1:3,27	1:3,14

Tab. 24: Entwicklung der Anhaltszahlen

	1 Platz	2 Plätze	3 Plätze	4 Plätze	5 Plätze	6 Plätze
Stunden pro Tag	7 Tage	7 Tage	7 Tage	7 Tage	7 Tage	7 Tage
8	1,67	3,34	5,02	6,69	8,36	10,04
10	20,90	4,18	6,27	8,36	10,45	12,54
12	2,50	5,02	7,53	10,04	12,54	15,05
24	5,02	10,03	15,05	20,07	25,09	30,11

	8 Plätze	10 Plätze	12 Plätze	15 Plätze	18 Plätze	20 Plätze
Stunden pro Tag	7 Tage	7 Tage	7 Tage	7 Tage	7 Tage	7 Tage
8	13,38	16,73	20,07	25,09	30,11	33,45
10	16,73	20,91	25,09	31,36	37,64	41,82
12	20,07	25,09	30,11	37,63	45,16	50,18
24	40,15	50,18	60,22	75,27	90,33	100,36

Tab. 25: Arbeitsplatzberechnungen (ohne Ausfall)

A Allgemeine Psychiatrie	S Abhängigkeitskranke	G Gerontopsychiatrie
A 1 Regelbehandlung	S 1 Regelbehandlung	G 1 Regelbehandlung
A 2 Intensivbehandlung	S 2 Intensivbehandlung	G 2 Intensivbehandlung
A 3 Rehabilitative Behandlung	S 3 Rehabilitative Behandlung	G 3 Rehabilitative Behandlung
A 4 Langzeitbehandlung Schwer- und Mehrfachkranker	S 4 Langzeitbehandlung Schwer- und Mehrfachkranker	G 4 Langzeitbehandlung Schwer- und Mehrfachkranker
A 5 Psychotherapie	S 5 Psychotherapie	G 5 Psychotherapie
A 6 Tagesklinische Behandlung	S 6 Tagesklinische Behandlung	G 6 Tagesklinische Behandlung

Tab. 26: PsychPV Behandlungsgruppen (Erwachsene)

Behand-lungs-bereiche	Ärzte	Pflege-personal	Diplom-psycho-logen	Ergo-thera-peuten	Bewegungstherap. Krankengymnasten Physiotherapeuten	Sozialarbeiter Sozialpädagogen
A 1	207	578	29	122	28	76
A 2	257	1118	12	117	29	74
A 3	82	376	110	197	29	79
A 4	132	734	57	113	27	59
A 6	114	51	83	176	17	67
S 1	226	557	43	72	35	109
S 2	256	1142	55	51	34	153
S 3	82	242	110	156	46	175
S 4	106	683	80	112	38	77
S 6	115	40	81	154	16	101
G 1	183	992	26	102	35	75
G 2	211	1221	0	78	40	51
G 3	84	518	66	85	42	79
G 4	100	909	43	72	44	42
G 6	115	94	83	167	26	68

Tab. 27: § 5 (1) PsychPV Minutenwerte je Patient und Woche (Erwachsene)

Patienten-gruppe	Behandlungs-minuten	Anzahl pro Jahr	Patienten-gruppe	Behandlungs-minuten	Anzahl pro Jahr
A 1	578	1120	S 4	683	76
A 2	1118	245	S 5	199	312
A 3	376	845	S 6	40	240
A 4	734	374	G 1	992	376
A 5	198	682	G 2	1221	110
A 6	51	124	G 3	518	148
S 1	557	512	G 4	909	98
S.2	1142	98	G 5	241	105
S 3	242	122	G 6	94	29

Tab. 28: Beispielrechnung (psychiatrisches Krankenhaus)

Patientengruppen	Minutenwerte mal	Patientenzahl	= Gesamtminuten
A 1	578	1 120	647 360
A 2	1 118	245	273 910
A 3	376	845	317 720
A 4	734	374	274 516
A 5	198	682	135 036
A 6	51	124	6 324
S 1	557	512	285 184
S 2	1 142	98	111 916
S 3	242	122	29 524
S 4	683	76	51 908
S 5	199	312	62 088
S 6	40	240	9 600
G 1	992	376	372 992
G 2	1 221	110	134 310
G 3	518	148	76 664
G 4	909	98	89 082
G 5	241	105	25 305
G 6	94	29	2 726
		5 616	2 906 165
		Patienten/ Jahr	Gesamt PZA / Beh.

Tab. 29: Berechnung der Minutenwerte im Behandlungsbereich

Stufe	Arbeitsleistung/BereitschaftsdienstBerwertung als Arbeitszeit
KJ 1	Kinderpsychiatrische Regel und Intensivbehandlung
KJ 2	Jugendpsychiatrische Regelbehandlung
KJ 3	Jugendpsychiatrische Intensivbehandlung
KJ 4	Rehabilitative Behandlung
KJ 5	Langzeitbehandlung Schwer- und Mehrfachkranker
KJ 6	Eltern-Kind-Behandlung
KJ 7	Tagesklinische Behandlung

Tab. 30: Patientengruppen (Kinder- und Jugendpsychiatrie)

Behandlungsbereich	Arzt	Pflege- u. Erzieh.-personal	Diplom-psycho-logen	Ergo-thera-peut	Krankengymn. Bewegungs- u. Physiotherap.	Sozialarb. Sozialpäd. Heilpäd.	Sprachheil-therapeut Logopäde
KJ 1	257	1 419	183	137	82	157	33
KJ 2	251	1 285	180	166	74	122	8
KJ 3	321	1 876	163	59	21	73	0
KJ 4	105	532	80	292	18	91	8
KJ 5	144	1 541	104	211	96	92	21
KJ 6	264	305	179	110	76	148	25
KJ 7	247	261	182	128	63	133	26

Tab. 31: Minutenwerte (Kinder- und Jugendpsychiatrie)

122

Behand-lungs-bereich	Arzt	Pflege- u. Erzieh.-personal	Diplom-psycho-logen	Ergo-thera-peut	Krankengymn. Bewegungs- u. Physiotherap.	Sozialarb. Sozialpäd. Heilpäd.	Sprachheil-therapeut Logopäde
KJ 1	257	1 419	183	137	82	157	33
KJ 2	251	1 285	180	166	74	122	8
KJ 3	321	1 876	163	59	21	73	0
KJ 4	105	532	80	292	18	91	8
KJ 5	144	1 541	104	211	96	92	21
KJ 6	264	305	179	110	76	148	25
KJ 7	247	261	182	128	63	133	26

Tab. 31: Minutenwerte (§ 5 der PsychPV) pro Patient und Woche

Stichtage Pat.kat.	12.1.1994 Pat.zahl	22.4.1994 Pat.zahl	10.7.1994 Pat.zahl	13.10.1994 Pat.zahl	Gesamt-zahl
A 1	13	10	16	12	51
A 2	5	4	1	5	16
A 3	0	5	1	1	7
A 4	3	3	2	2	10
A 5	0	0	0	0	0
A 6	0	0	0	0	0

Tab 32: Beispielrechnung (Stichtagerhebung) zur PsychPV

Patient.-kate-gorie	Patien-ten-zahl	Arzt	Min.Wert mal Pat.zahl	Pflege-kraft	Min.Wert mal Pat.zahl	Psycho-loge	Min.Wert mal Pat.zahl
A 1	51	207	10 557	578	29 478	29	1 479
A 2	16	257	4 112	1 118	17 888	12	192
A 3	7	82	574	376	2 632	110	770
A 4	10	132	1 320	734	7 340	57	570
A 5	0	154	0	198	0	107	0
A 6	0	114	0	51	0	83	0
Gesamt	84		16 563		57 338		3 011

Tab. 33: Ermittlung der Minutenwerte für Arzt, Pflegekraft und Psychologe

Allgemeine Pflege	Spezielle Pflege
A 1 Grundleistungen	S 1 Grundleistungen
A 2 Erweiterte Leistungen	S 2 Erweiterte Leistungen
A 3 Besondere Leistungen	S 3 Besondere Leistungen

Tab. 34: PPR Pflegestufen

	A 1 Grundleistungen	A 2 Erweiterte Leistungen	A 3 Besondere Leistungen
S 1 Grundleistungen	A 1 / S 1	A 2 / S 1	A 3 / S 1
S 2 Erweiterte Leistungen	A 1 / S 2	A 2 / S 2	A 3 / S 2
S 3 Besondere Leistungen	A 1 / S 3	A 2 / S 3	A 3 / S 3

Tab. 35: PPR Patientengruppen in der Erwachsenenpflege

Gruppe	Min.Wert	Gruppe	Min.Wert	Gruppe	Min.Wert
A 1 / S 1	52	A 2 / S 1	98	A 3 / S 1	179
A 1 / S 2	62	A 2 / S 2	108	A 3 / S 2	189
A 1 / S 3	88	A 2 / S 3	134	A 3 / S 3	215

Tab. 36: PPR Minutenwerte in der Erwachsenenpflege

	Minutenwerte	Pflegetage	Gesamtwert Minuten
A 1 / S 1	52	415	21 580
A 1 / S 2	62	115	7 130
A 1 / S 3	88	85	7 480
A 2 / S 1	98	112	10 976
A 2 / S 2	108	61	6 588
A 2 / S 3	134	36	4 824
A 3 / S 1	179	8	1 432
A 3 / S 2	189	4	756
A 3 / S 3	215	4	860
Summe		840	61 626

Tab. 37: Berechnung der Minutenwerte im A+S-Bereich

A+S-Bereich	Minutenwerte	gesamt	61 620 Min.
Pflegegrundwert	840 Pflegetage	30 Min.	25 200 Min.
Fallwert	22 Krankenhaus-Aufnahmen	70 Min.	1 540 Min.
ges. Neugeb.	0	110 Min.	0 Min.
Studenfälle	5	½ Min.Wert	212 Min.
Gesamt-PZA			88 578 Min.

Tab. 38: Ermittlung des Gesamt-PZA

Allgemeine Pflege / Spezielle Pflege	KA 1 Grundleistungen	KA 2 Erweiterte Leistungen	KA 3 Besondere Leistungen
KS 1 Grund- leistungen	KA 1-F / KS 1 KA 1-K / KS 1 KA 1-J / KS 1	KA 2-F / KS 1 KA 2-K / KS 1 KA 2-J / KS 1	KA 3-F / KS 1 KA 3-K / KS 1 KA 3-J / KS 1
KS 2 Erweiterte Leistungen	KA 1-F / KS 2 KA 1-K / KS 2 KA 1-J / KS 2	KA 2-F / KS 2 KA 2-K / KS 2 KA 2-J / KS 2	KA 3-F / KS 2 KA 3-K / KS 2 KA 3-J / KS 2
KS 2 Besondere Leistungen	KA 1-F / KS 3 KA 1-K / KS 3 KA 1-J / KS 3	KA 2-F / KS 3 KA 2-K / KS 3 KA 2-J / KS 3	KA 3 F / KS 3 KA 3-K / KS 3 KA 3-J / KS 3

Tab. 39: PPR Patientengruppen in der Kinderkrankenpflege

KA 1-F / KS 1	113	KA 2-F / KS 1	149	KA 3-F / KS 1	236
KA 1-K / KS 1	118	KA 2-K / KS 1	153	KA 3-K / KS 1	230
KA 1-J / KS 1	54	KA 2-J / KS 1	116	KA 3-J / KS 1	188
KA 1-F / KS 2	162	KA 2-F / KS 2	198	KA 3-F / KS 2	285
KA 1-K / KS 2	167	KA 2-K / KS 2	202	KA 3-K / KS 2	279
KA 1-J / KS 2	103	KA 2-J / KS 2	165	KA 3-J / KS 2	237
KA 1-F / KS 3	238	KA 2-F / KS 3	274	KA 3-F / KS 3	361
KA 1-K / KS 3	243	KA 2-K / KS 3	278	KA 3-K / KS 3	355
KA 1-J / KS 3	179	KA 2-J / KS 3	241	KA 3-J / KS 3	313

Tab. 40: PPR Minutenwerte in der Kinderkrankenpflege

über- Kr. VII	Kr. VII	Kr. VI	Kr. V	Kr. IV	unter Kr. IV	Gesamt
4	15	16	25	45	29	134
2,99 %	11,19 %	11,94 %	18,66 %	33,58 %	21,46 %	100 %

Tab. 41: Prozentuale Aufteilung

Berechnung der Kosten pro Pflegeminute

Allgemeinstation	Personalkosten : Gesamt-PZA =	DM pro Minute
OP	Personalkosten : Gesamt-PZA =	DM pro Minute
Anästhesie	Personalkosten : Gesamt-PZA =	DM pro Minute
Aufwachraum	Personalkosten : Gesamt-PZA =	DM pro Minute

Muster zur Berechnung des Gesamt-PZA für einen Patienten auf der Allgemeinstation (das man für alle Fallpauschalen verwenden kann)

Fallwert	mal 70 Minuten	= Minutenwerte
Pflegegrundwert	Pflegetage × 30 Minuten	= Minutenwerte
A1/S1	Pflegetage × 52 Minuten	= Minutenwerte
A1/S2	Pflegetage × 62 Minuten	= Minutenwerte
A1/S3	Pflegetage × 88 Minuten	= Minutenwerte
A2/S1	Pflegetage × 98 Minuten	= Minutenwerte
A2/S2	Pflegetage × 108 Minuten	= Minutenwerte
A2/S3	Pflegetage × 134 Minuten	= Minutenwerte
A3/S1	Pflegetage × 179 Minuten	= Minutenwerte
A3/S2	Pflegetage × 189 Minuten	= Minutenwerte
A3/S3	Pflegetage × 215 Minuten	= Minutenwerte
Summe		**= Gesamt-PZA**

Berechnung des PZA im Funktionsdienst

OP	Schnitt-Nahtzeit + Nebenzeit	= PZA
Anästhesie	Schnitt-Nahtzeit + Nebenzeit	= PZA
Aufwachraum	Schnitt-Nahtzeit + Nebenzeit	= PZA

Mittelwerte
PZA-Summe aller Fälle geteilt durch Anzahl der Fälle (für jede beteiligte Stelle)

Berechnung der Pflegepersonalkosten (Mittelwerte)

OP	Gesamt-PZA × DM pro Minute	= DM-Betrag
Anästhesie	Gesamt-PZA × DM pro Minute	= DM-Betrag
Aufwachraum	Gesamt-PZA × DM pro Minute	= DM-Betrag
Allgemeinstation	Gesamt-PZA × DM pro Minute	= DM-Betrag
Pflegepersonalkosten (Mittelwert)	**Summe**	**= DM-Betrag**

Tab. 42: Rechenschritte zur Berechnung von Fallpauschalen am Beispiel der Fallpauschale Nr.47 (Stammvaricosis)

Abteilung/ Station	DM pro Pflegeminute	Mittelwert der Leistungen bei 20 Fällen
OP	1,30 DM	115 Minuten
Anästhesie	1,40 DM	125 Minuten
Aufwachraum	0,51 DM	45 Minuten
Allgemeinstation	0,65 DM	10 075 Minuten
Intensiv	1,12 DM	0 Minuten

Tab. 43: DM pro Pflegeminute und Mittelwert der Leistungsminuten

Fallnummer	Verweildauer	gesamte Minuten
1	9	1 016
2	8	958
3	9	1 168
4	7	904
5	8	956
6	9	1 036
7	8	960
8	7	902
9	8	1 024
10	9	1 144
11	8	1 012
12	7	902
13	8	1 034
14	9	1 244
15	9	1 164
16	8	1 020
17	9	1 280
18	9	1 324
19	8	998
20	10	1 456
Summe	**167**	**21 502**
geteilt durch Fallzahl	**20**	**20**
Mittelwerte	**8,35**	**1 075,1**

Stationärer Anteil

Kostenstelle	Gesamtminuten	DM pro Minute	Kosten
OP	115	1,30 DM	149,50 DM
Anästhesie	125	1,40 DM	175,00 DM
Aufwachraum	45	0,51 DM	22,95 DM
Allgemeinstation	1 075,1	0,65 DM	698,82 DM
Pflegepersonalkosten Fallpauschale:			**1 046,27 DM**

Gesamtrechnung

Tab. 44: Berechnung der Fallpauschale Nr.47 (Stammvaricosis) am Beispiel
der Allgemeinstation